617.88

De la luxation des tendons péroniers latéraux.

PAR LE Dr

F. RUOTTE,

Médecin-major de 1re classe au 8e de ligne.

Ayant eu l'occasion de recueillir, postérieurement à celui que nous avons fait publier par Tellier, dans sa thèse, quatre nouveaux cas de luxation du tendon du long péronier latéral, nous avons pensé qu'il ne serait pas inutile de les faire connaître et de revenir un peu sur cette question, d'autant que dans une de nos observations, nous avons pu étudier à loisir le mécanisme de la luxation, qu'on reproduisait à volonté ; nous avons pu aussi, au cours de nos dissections, faire quelques constatations anatomiques sur lesquelles on ne nous semble pas avoir jusqu'ici appelé l'attention ; nous en reparlerons à propos de l'anatomie pathologique de la lésion.

Nous allons d'abord donner les observations publiées jusqu'ici et rassemblées dans la thèse de Tellier ; la thèse récente de Gauthier n'en contient aucune de nouvelle sur la lésion qui nous occupe ; à ces observations nous en ajoutons 4 d'inédites, dont 3 de luxation récente et 1 de luxation ancienne et récidivante.

Observation I.

[Montegia. *Institutioni chirurgiche*, t. V, p. 181].

J'ai observé la luxation complète des tendons des muscles péroniers latéraux, survenue chez un homme pendant qu'il dansait. Il crut avoir été frappé avec le pied par quelqu'un ; il ressentit une forte douleur qui se calma en quelques jours avec la rentrée des tendons dans leur place habituelle; mais lorsqu'il commença à marcher, les tendons s'échappèrent de nouveau de leur gaine en glissant en avant sur la convexité de la malléole externe, d'où, en les pressant, on les réduisait de nouveau. Cette sortie des tendons continua ensuite à se produire, mais elle cessa d'être douloureuse.

Observation II.

[Robert. *Gaz. des Hôpitaux*, 1847, p. 389].

C'est un homme de 54 ans, qui, dans une tentative de suicide, se précipite d'un lieu élevé ; outre une fracture de cuisse et des contusions diverses, il présentait sur la malléole externe une saillie très prononcée, allongée, légèrement mobile, qui se continuait avec les tendons des péroniers latéraux. En bas, cette saillie se bifurquait et l'une de ses portions allait vers la saillie du cinquième métatarsien. Elle était évidemment due à la luxation du long et du court péronier dont la gaine avait été rompue et qui se trouvaient ainsi tendus sur la malléole externe. Il y avait impossibilité de les déplacer. M. Robert explique cette lésion en disant qu'au moment de la chute, le pied se trouvant dans l'abduction formait un angle à sinus externe ; dans leur contraction énergique, les muscles ont tendu à devenir rectilignes ; il y a eu, de la part des tendons, une violente traction sur la gaine fibreuse, qui a été déchirée et qui les a laissé échapper.

M. Huguier craint que l'excès de longueur, que par suite du déplacement de leurs tendons, les muscles vont acquérir, paralyse leur action, et, dans ce cas, il proposerait d'appliquer une tige métallique, un poinçon au devant des tendons déplacés et de s'en servir comme d'un levier pour les ramener dans leur gaine. Robert n'est pas partisan de ce moyen.

Observation III.

[Demarquay. *Bulletin de Thérapeutique*, 1861, p. 25].

Homme de 35 ans, bien musclé et bien portant, assez vigoureux. Il montait un cheval difficile. Après une lutte assez vive entre le cheval et le cavalier, celui-ci fut jeté à terre, tout le poids du corps portant sur un seul pied. Il éprouva au moment de la chute une violente douleur dans la partie inférieure de la jambe et dans le pied. Le blessé ne pouvant marcher se fit conduire chez lui et voici ce que je constatai : le malade était étendu sur son lit, accusant une assez vive douleur dans le pied droit. L'examen le plus minutieux ne me fit découvrir aucune fracture ni aucune luxation. Mais je constatai une douleur le long des péroniers, avec une ecchymose assez considérable occupant le même point ; de plus, sur la face externe de la malléole externe, on sentait une espèce de corde tendue, roulant sous le doigt, et pouvant être ramenée par la flexion du pied et une douce traction, dans la place qu'occupent les tendons des muscles péroniers.

Il était bien évident qu'il s'agissait ici d'une déchirure de la gaine fibreuse des tendons péroniers et d'une luxation de ceux-ci sur la malléole externe ; la preuve, c'est que la luxation se produisant et se réduisant à volonté, il a suffi d'une compresse longuette placée le long des parties luxées préalablement réduites, et maintenues par une bande roulée, pour contenir les parties déplacées. On arrosa pendant plusieurs jours l'appareil contentif avec de l'eau tenant en dissolution de l'eau-de-vie camphrée pour triompher de tous les petits accidents, douleur, ecchymose, etc., et au bout de 20 jours de repos, le malade pouvait marcher en s'appuyant sur une canne et en se ménageant beaucoup.

OBSERVATION IV.

[DEMARQUAY. *Bulletin de Thérapeutique,* 161, p. 22].

Une jeune fille de 22 ans, d'un tempérament sec et nerveux, assistait le 6 mai dernier à une scène de violence. Frappée de terreur, et ne sachant comment faire, elle prit le parti de sauter par la fenêtre de la chambre où elle se trouvait ; elle tomba ainsi d'un premier étage, sans pouvoir indiquer la partie sur laquelle elle tomba. Elle se fit porter à la maison de santé et le 8 mai au matin, je constatai les phénomènes suivants : le genou gauche est le siège d'un épanchement peu considérable et peu douloureux à la pression ; il existe sur diverses parties du corps quelques contusions, mais n'offrant aucun intérêt. Le pied gauche est douloureux ; la marche est impossible ; un examen minutieux ne fait découvrir ni fracture, ni luxation. Il existe une ecchymose considérable à la partie postérieure du péroné, s'étendant depuis le tiers inférieur de la jambe jusque sur le dos du pied. L'épanchement de sang comble l'espace compris entre le péroné et le tendon d'Achille.

La pression sur cette partie ecchymosée est douloureuse ; de plus, un examen attentif fait découvrir une saillie anormale des tendons péroniers ; on ne les trouve pas, comme chez les deux autres malades que j'ai observés, sur la face externe du péroné, mais il est facile de constater que ces deux cordes tendineuses ne sont plus contenues dans leur gaine et qu'elles sont absolument dans les mêmes rapports qu'elles occupent lorsque, après avoir été luxées, on les ramène à leur position normale. Il est très probable que cette jeune fille est tombée sur le pied, que dans sa chute elle s'est déchirée la gaîne tendineuse des péroniers latéraux, et que des mouvements imprimés au pied auront ramené ces tendons dans leur position normale. Toujours est-il que chez notre malade, il n'y avait aucune fracture, ni désordre du côté de l'articulation du pied, dont les mouvements étaient non douloureux et bien conservés, tandis qu'il existait une ecchymose considérable le long des péroniers latéraux, que ceux-ci faisaient une saillie anormale et que la moindre pression le long de la partie inférieure de ces muscles était douloureuse. Une compresse longue, trempée dans un mélange résolutif et fixée par des compresses et une bande, maintint les choses en place. La malade garda le repos un mois et le 8 juin, elle sortit guérie, marchant encore avec un peu de peine. Au moment de sa sortie, on constatait encore les traces de l'ecchymose que nous avons signalée plus haut, et un léger empâtement le long de la gaine des péroniers latéraux, indice certain de la lésion que nous avons décrite plus haut.

OBSERVATION V.

[JARJAVAY. *Gazette hebdomadaire*, 1867, p. 387].

Le 19 août 1850, le nommé R... (Alfred), ébéniste, est entré à l'hôpital des cliniques, où il a occupé le lit n° 27. L'avant-veille, ce jeune homme voulant porter une planche au-dessus de sa tête pendant qu'il était monté sur une chaise, avait perdu l'équilibre, et était tombé sur l'extrémité antérieure du pied gauche tourné en dedans ; la chute du corps n'avait pas été complète. Au moment de l'accident, il avait ressenti une douleur vive à la partie externe et inférieure de la jambe. La chute avait eu lieu le 17, vers 7 heures du matin ; R..., ayant voulu ne pas interrompre son travail, avait marché ensuite. Vers les 2 heures de l'après-midi, la partie externe du cou-de-pied étant devenue volumineuse, la douleur le contraignit à se coucher. Forcé de garder le repos le lendemain et le surlendemain, il alla au Bureau central, où je faisais le service et d'où je l'envoyai à l'hôpital des cliniques.

30 Août. — Tuméfaction de la partie externe du cou-de-pied gauche s'étendant en haut à deux travers de doigt au-dessus de la base de la malléole péronière, et en bas sur la partie externe du tarse. Fluctuation au niveau de cette malléole, comme s'il existait en dehors d'elle une boule séreuse remplie de sérosité ; empâtement œdémateux au-dessus et au-dessous. C'est avec peine que l'on saisit la saillie osseuse, quand on cherche à l'ébranler afin de constater s'il y a dans cette région de la crépitation. Les mouvements qu'on imprime au pied n'occasionnent ni crépitation, ni mobilité. Un peu de douleur dans les mouvements spontanés du pied. En comprimant sur la face externe de la malléole, le doigt traverse un liquide, et constate une espèce de corde mobile sur cette face ; la pression cause de la douleur sur le bord postérieur de cette saillie osseuse ; elle est insensible, au contraire, sur tous les autres points du cou-de-pied. Pas la moindre trace de contusion ni d'ecchymose. Bandage compressif arrosé d'eau blanche.

31 *Août.* — La tuméfaction a considérablement diminué ; pas plus d'ecchymose qu'hier. On sent dans la partie externe du tarse la corde signalée sur la malléole externe, corde qui se dirige vers l'extrémité postérieure du cinquième métatarsien. Je la comprime doucement en la portant en arrière, elle glisse et se cache avec une espèce de craquement derrière la malléole. Plus de doute, nous avons affaire à une luxation de l'un des deux péroniers latéraux. Je porte la pointe du pied en dedans et la retiens, pendant que je recommande au malade de faire effort pour la reporter au dehors. Aussitôt la luxation se reproduit. Je réduis de nouveau le tendon et renouvelle deux fois l'expérience pour faire constater le fait à tous les élèves qui suivent la clinique, et chaque fois la luxation se reproduit. Même prescription.

1er *Septembre.* — Le tendon étant bien évidemment réduit, application d'un appareil dextriné depuis la racine des orteils jusqu'à mi-jambe.

Rien à noter jusqu'au 16. A cette date, l'appareil est enlevé : Une tuméfaction légère existe au niveau du bord postérieur de la malléole péronière. Je fais contracter les muscles péroniers latéraux en retenant en dedans la pointe du pied, mais le tendon ne sort plus de sa gaine. Il y a bien adhésion des bords de la déchirure de la gaine fibreuse. En cas d'accident, je recommande de ne pas marcher. Compresses graduées derrière la malléole externe, bandage roulé.

18 *Septembre.* — Encore un peu d'engorgement.

19 *Septembre.* — Le malade est sorti dans la journée sans avoir attendu qu'on lui eût donné l'*exeat.*

Observation VI.

[Jarjavay. *Gaz. hebdomaire,* 21 juin 1867].

Il s'agit ici d'un nommé Lefort (Jean), âgé de 55 ans, d'une bonne constitution, charretier, qui avait sauté d'un tombereau sur le pavé au moment où son cheval était lancé au galop; son pied gauche avait porté sur le sol; mais il explique très bien que la vitesse de sa voiture lui avait fait manquer son but, et que conséquemment il était tombé de tout le poids de son corps sur le pavé. Il avait ressenti une douleur très vive à la partie externe du cou-de-pied et n'avait pu marcher. Ce n'est que trois jours après, le 28 mai, qu'il était entré à la salle Saint-François, nº 26. L'attention fut d'abord fixée sur la question de savoir s'il existait une fracture des malléoles ou du péroné ; je saisis donc d'une main la partie inférieure de la jambe pour la tenir immobile, pendant que de l'autre, prenant le pied, je cherchai à déterminer des mouvements de latéralité dans l'articulation tibio-tarsienne ; point de mobilité latérale.

J'explorai la malléole externe : aucun signe de fracture, mais on remarqua une teinte d'un jaune clair dans la peau de la partie inférieure et externe de la jambe, de l'œdème en dehors et autour de la malléole péronière, l'insensibilité sous la pression, hormis sur le bord postérieur de cette saillie. On vit alors qu'il était facile de chasser dans le tissu cellulaire voisin le liquide infiltré, et, pendant cette opération, on sentit un cordon sur la face externe de la malléole, tout près de son bord postérieur. Nous le poussâmes un peu en arrière et il disparut aussitôt. Pas le moindre bruit pendant cette réduction. On reproduisit la luxation en portant la pointe du pied en dedans et en résistant au malade, qui luttait pour la reporter en dehors. Les mouvements de flexion et d'extension du pied étaient douloureux. A peine du gonflement à la partie interne de l'articulation tibio-tarsienne. Bandage compressif qu'on arrosa d'eau blanche; repos au lit.

5 *Juin.* — Le tendon ne s'est pas déplacé ; encore un peu d'empâtement sur la partie externe du cou-de-pied. Les compresses graduées sont appliquées immédiatement en arrière de la malléole externe et maintenues au moyen d'un bandage. Même prescription.

12 *Juin.* — Le gonflement a diminué, peu d'œdème, les mouvements du pied sont peu douloureux. Quand on retient la pointe du pied en dedans et qu'on recommande au malade de la porter en dehors, point de déplacement du tendon.

Bandage roulé simple.

15 *Juin.* — Induration légère derrière la malléole externe. Recommandation au malade de marcher avec des béquilles.

18 *Juin.* — Nous notons un peu de douleur à la pression sur la réflexion malléolaire des péroniers latéraux quand R...., appuie sur la pointe du pied.

Dès le 30, la marche est devenue facile sans l'appui des béquilles. Chaque soir il y a eu un peu d'œdème du cou-de-pied. Œdème qui disparaît par la situation horizontale pendant la nuit. *Exeat* le 22 juin.

Observation VII.

[Jarjavay. *Gazette hebdomadaire,* 1867, p. 389].

En mai 1892, j'ai observé un autre malade, dont le tendon du long péronier latéral avait été luxé sur la face externe de la malléole péronière, au milieu d'autres désordres, sans fracture des os cependant, qu'avait produits une roue de voiture qui avait passé sur la partie externe de la jambe et du cou-de-pied. C'était le nommé B... (Antoine), âgé de 58 ans, charretier, qui succomba à la suite d'une gangrène développée au bout de 9 jours dans les parties molles, profondes et superficielles, qui avaient été contuses. Je n'aurais pas même parlé de ce cas, s'il ne nous avait plusieurs fois démontré la rentrée facile du tendon dans sa gaine sous l'influence d'une pression légère, si, faisant contracter (car le blessé refusait de le faire spontanément), au moyen d'un courant galvanique, le corps des muscles péroniers latéraux, pendant que la pointe du pied était retenue en dedans, nous n'avions vu la luxation se reproduire à volonté.

Observation VIII.

[Jarjavay. *Gaz. hebdomadaire,* 21 juin 1867].

Le nommé T... (Jules), âgé de 44 ans, charpentier, salle St-Ferdinand, nº 3, à l'hôpital St-Antoine, a fait, le 1er avril 1864, une chute de 10 mètres de haut sur un toit de planches qu'il a enfoncé. Ce sont les pieds qui ont porté sur cette toiture et ensuite sur le sol qui était au-dessous. T... n'a pas perdu connaissance, cependant il ne saurait dire si, dans le choc, le pied droit a tourné sur son axe antéro-postérieur, ni si l'extrémité antérieure a porté la première. Le blessé a été transporté sur un brancard dans notre service.

2 *Avril.* — T... est d'un tempérament sanguin; ses muscles sont très développés. Il se plaint d'une douleur vive au cou-de-pied droit et ne peut remuer le pied correspondant sans souffrir. Tuméfaction légère. Point de déviation de l'axe du pied, ni de celui de la jambe. Une ecchymose existe sur la partie externe du cou-de-pied, au-dessous de la malléole externe, et remonte dans toute la partie inférieure de la jambe. Celle-ci fixée avec une main, l'autre main imprime au pied une impulsion alternativement à droite et à gauche ; point de mouvements de latéralité de l'astragale dans la mortaise tibio-péronière. Le doigt constate, sur la partie postérieure de la face cutanée de la malléole péronière, une saillie longitudinale en forme de corde, que la pression chasse en arrière et fait disparaître sans bruit, mais on sent un soubresaut.

Dès que la pression a cessé, la saillie longitudinale paraît et disparaît de nouveau sous une nouvelle impulsion. Nouvelle réapparition avec la même facilité dès que cesse la force qui l'a réduite. Cette saillie ne se prolonge pas au-dessous de la malléole externe ; des compresses graduées sont appliquées sur le trajet des tendons des péroniers latéraux, après réduction obtenue de la corde dont il s'agit, et maintenues au moyen d'une bande roulée, étroitement serrée sur la région. Application de compresses imbibées d'eau végéto-minérale et maintenues avec un bandage roulé ; repos au lit.

6 *Avril.* — Nous enlevons la bande et les compresses graduées, et nous ne trouvons aucune saillie anormale. Nouvelle application du même appareil.

8 *Avril.* — Une bande dextrinée est surajoutée.

18 *Avril.* — La réduction est parfaite. L'ecchymose, qui s'était étendue, a pâli considérablement ; on constate un peu de douleur dans la flexion et l'extension du pied.

6 *Mai.* — Le malade ne souffre plus que du pied gauche, qui avait été contusionné dans la chute. On recommande au malade de marcher avec des béquilles.

14 *Mai.* — Les mouvements du pied sont complètement libres et n'occasionnent plus de douleurs. *Exeat.*

Observation IX.

M. Legouest, à la séance de l'Académie de Médecine du 6 janvier 1874, rappela un cas de luxation des tendons péroniers qu'il avait observé.

« A la suite d'une entorse était resté un spasme clonique des péroniers latéraux. Il en résultait que, nuit et jour, ces contractions spasmodiques rejetaient les tendons soit en avant, soit en arrière de la malléole avec un tel bruit que les voisins du malade, et le malade lui-même en étaient incommodés. Je ne pus me rendre maître du spasme, et le malade sortit de l'hôpital non guéri, et marchant avec peine ».

Observation X.

[Blanchet. Thèse, Paris, 1873].

Le nommé A..., entré le 29 novembre à 1873 l'hôpital de la Charité, est couché au n° 29 de la salle Sainte-Vierge, service de M. Gosselin. Le malade nous raconte qu'il y a huit jours, en travaillant, il tomba d'un grenier peu élevé. Il ne perdit pas connaissance et se rappelle très bien que le poids de son corps porta sur le pied droit qui alors était tourné en dedans. En même temps il éprouva une violente douleur avec une sensation de déchirement dans la partie externe du cou-de-pied; il dit qu'il lui sembla qu'on lui avait donné un fort coup de fouet; il a pu faire encore quelques pas après l'accident, mais bientôt, la douleur et le gonflement augmentant, il fut obligé de garder le lit; au bout de 5 à 6 jours, voyant qu'il se faisait peu d'amélioration, il se décida à entrer à l'hôpital.

Le 26, aujourd'hui, on constate l'existence d'un gonflement mollasse, non fluctuant, siégeant autour de l'articulation tibio-tarsienne du côté droit; à cause de cela on pense qu'il a eu une entorse, mais le gonflement est beaucoup plus prononcé sur la face externe de la jambe en arrière de la malléole; le tendon du long péronier, au lieu d'être à la partie postérieure de la malléole péronière, est situé sur la face antérieure ou au moins externe du péroné. Ce tendon est contracturé et quand on porte le pied en dedans, la corde devient plus saillante. En déprimant les parties tuméfiées, on arrive à reconnaître le tendon du long péronier qui s'enfonce bientôt sous la plante du pied ainsi que celui du court péronier qui se dirige vers le cinquième métatarsien. En pressant avec les doigts de dedans en dehors, on sent très bien les tendons rouler et rentrer à leur place normale. La luxation se reproduit facilement quand on dit au malade de remuer le pied, mais elle se réduit avec la même facilité. Les différents mouvements qu'on imprime au pied provoquent une douleur modérée. On ne remarque pas d'ecchymose.

Le jour même, on applique après la réduction des compresses graduées et de la ouate derrière la malléole, en maintenant le tout avec une bande roulée; malgré cela le déplacement se reproduisit et cela plusieurs fois. Le court péronier ne reste réduit que le quatrième jour seulement. Quant au long péronier latéral, il faut attendre sept ou huit jours avant d'avoir une réduction définitive. M. Gosselin crut un instant qu'il serait impossible de l'obtenir. Le 4 décembre, c'est-à-dire 8 jours après la première réduction, on put mettre un appareil inamovible qu'on laissa quelques jours; puis on enleva cet appareil et on constata que les tendons étaient définitivement réduits. Le malade garda le lit encore quelque temps, et après un séjour de six semaines à l'hôpital, il marchait sans béquilles et sans canne. L'amélioration allait toujours en s'accentuant davantage, lorsque quelque jours plus tard, il quitta l'hôpital sans qu'on lui eût donné son *exeat*.

Observation XI.

[H. A. Beach. *Boston med. and surg. Journal*, mars 1876, p. 231. — Résumée in *Rev. Sc. méd.*, tome XI, p. 643].

Le cas appartenant à l'auteur est celui d'une dame qui s'était donnée une entorse deux mois auparavant et qui, se servant trop tôt de son pied, fut atteinte de cet accident en marchant dans la rue. Elle put encore rentrer chez elle, et en examinant son pied, elle trouva sur la malléole externe un corps étranger qu'elle pouvait déplacer sans provoquer de douleurs et qu'elle considéra comme un os. Quelques semaines plus tard, l'auteur constata que le long péronier latéral pouvait être facilement extrait de sa gaine et y rentrer facilement. S'il se luxait pendant que la malade descendait un escalier, elle tombait sans pouvoir se retenir. Après beaucoup d'essais infructueux, l'auteur parvint à le maintenir en place en l'aide d'une bande de toile de deux pouces de long, sur un demi-pouce de large, maintenue étroitement appliquée derrière la malléole externe à l'aide d'une guêtre de cuir. Au bout d'un an, on constatait encore de la tendance à la luxation et la malade ne pouvait se passer de son bandage.

L'auteur rapporte ensuite un cas analogue qui lui a été communiqué par R. M. Hugues. Une dame de 22 ans, ayant voulu marcher trop tôt après une entorse, était tombée une seconde fois et s'était luxée le tendon du péronier latéral. Tous les bandages élastiques furent insuffisants ; ils n'empêchaient la luxation de se reproduire que si la malade marchait sur une surface unie, mais une fois sur un sol accidenté, ou dans les escaliers, il fallait recourir à l'usage d'une bottine qui ne permettait pas la flexion du pied. L'auteur fait ensuite une revue générale de tous les cas qu'il a pu réunir, ainsi que des cas de luxation de la longue portion du biceps. Sur 18 cas du premier genre (y compris les 2 précédemment rapportés), 13 se rapportent au long péronier, 5 aux deux péroniers.

Dans 5 des 13 cas, on n'indique pas la terminaison ; dans 2, on ne put maintenir les tendons dans leur gaine sans qu'il en résultât le moindre inconvénient. Dans 3, la guérison eut lieu en un mois, dans un autre, en trois semaines; une fois la réduction semblait se maintenir au oout d'un mois, cependant le malade continuait à porter son appareil ; dans un autre cas, le malade se ressentait encore au bout d'un an de son accident.

Dans un des 5 cas de luxation des deux péroniers, le résultat terminal n'est pas mentionné; dans une autre, la guérison fut complète en trois semaines, dans un autre, la guérison fut impossible, dans les deux derniers enfin, la réduction ne put être maintenue sans qu'il en résultât quelque inconvénient.

Observation XII.

[Guttierez. Thèse, Paris, 1877].

M. Wolf, capitaine d'artillerie, 40 ans, entre dans le service du Pr Broca le 15 février 1876. Entorse il y a dix ans, sans suites.

Nouvelle entorse, dit-il, il y a dix-huit mois ; le pied gauche est tordu dans un étrier. Il y a une fracture du péroné à cinq centimètres environ de la malléole ; le fragment inférieur est légèrement, mais très certainement déjeté en dehors ; le col est sans saillie. Les deux tendons des péroniers latéraux, au-dessus de la malléole, forment une corde qui se détache très notablement du péroné, et qu'on ne retrouve pas sur l'autre membre. Quand M. Wolf fait une marche, ou une simple promenade, il éprouve plusieurs fois par heure l'accident suivant : vive douleur sur la malléole externe, gêne subite dans la marche. Il sent quelque chose qui se déplace. Il s'arrête, fait un mouvement d'extension du pied, et sent tout-à-coup que la chose déplacée reprend sa place. La douleur disparait instantanément et il peut recommencer à marcher. Il a remarqué que cet accident est beaucoup moins fréquent lorsqu'il porte des chaussures à talon haut. A l'inspection, M. le Pr Broca n'a pu voir les tendons des péroniers latéraux se déplacer sous ses yeux. M. Broca a cru pouvoir diagnostiquer un relâchement de la gaine des péroniers latéraux permettant une subluxation de ces tendons.

M. Broca prescrit une guêtre en peau de chien exactement lacée sur la peau. 27 mai 1877. M. Wolf porte sa guêtre depuis 18 mois. Le premier jour, en montant à cheval, il eut une nouvelle luxation qui s'est réduite spontanément. Depuis cette époque, il n'éprouva que de légères douleurs sur le côté externe de la jambe. Pas de récidive de luxation.

Observation XIII (Résumée).

[Guttierez, Thèse].

H... (Joseph), 59 ans, entre à l'hôpital des cliniques, service de M. Broca, le 3 mai 1877. Il a eu il y a quelques années une fracture du péroné gauche dont il garde quelques traces. Le 1er mai, en montant dans une soupente, son pied droit appuya sur un morceau de bois cylindrique. Il glissa et tout le poids de son corps se portant sur le pied droit, il éprouva une vive douleur qu'il compare à un fort pincement, dans la région malléolaire externe droite; cependant il ne tomba pas, et put descendre l'escalier qui mène à la soupente.

A l'examen de son pied, il portait sur la partie externe quelque chose qui ressemblait à une corde, et qu'il pouvait faire mouvoir à volonté en avant et en arrière ; ce mouvement était douloureux et accompagné d'une sensation de frottement. Il constata également une teinte bleuâtre généralisée autour du cou de-pied; en outre, du côté externe de la jambe, il remarqua une raie rougeâtre, étroite, d'une certaine étendue, qui suivait l'axe du membre; la douleur spontanée dura à peu près une heure. Il y eut peu de gonflement.

Le malade se soigne pendant trois jours avec des compresses trempées dans l'eau-de-vie camphrée, additionnée d'eau ; les mouvements restant très douloureux, il se rend à pied à l'hôpital, en posant le pied à plat pour marcher ; on constate que les mouvements, quoique douloureux, sont possibles; le long péronier latéral est seul luxé et il vient faire saillie sous forme de corde en avant et sur la face externe de la malléole péronière droite.

Le tendon remis en place, un appareil plâtré fut appliqué et laissé cinq semaines. Au bout de ce temps, on constata que le tendon était dans sa gouttière. Un nouvel appareil silicaté fut appliqué avec un petit tampon ouaté peu large, mais de cinq à six centimètres de longueur, le long du tendon, derrière la malléole.

Quelque temps après, le malade fut envoyé à Vincennes ; son état était alors le suivant : pas de rougeur, pas de gonflement, mouvements parfaitement libres, mais un peu douloureux, un peu d'empâtement dans la région malléolaire.

OBSERVATION XIV.

[GILLET DE GRANDMONT, *in* thèse BALARD D'HERLINVILLE, 1890].

Le docteur Gillet de Grandmont faisait le 9 avril 1878, à la Société de Médecine pratique, une communication sur une observation de luxation des péroniers C'est celle d'un chasseur qui, montant un cheval difficile, fut porté violemment contre le mur. Son pied pris entre la muraille et la crosse de son fusil subit une vigoureuse pression. En voulant réagir contre la douleur, il opéra une contraction musculaire si énergique qu'une luxation des péroniers latéraux en fut la conséquence. La réduction fut facile, mais elle se reproduisait avec facilité, puisque 18 jours après l'auteur pouvait la constater. Elle fut cependant guérie par un appareil constitué par un tampon de ouate et un bandage roulé.

OBSERVATION XV.

[D. MOLLIÈRE. *Lyon médical* du 2 novembre 1879. Résumée].

Le nommé Girard, Auguste, âgé de 28 ans, robuste, grand, et jouissant d'une parfaite santé, entre le 10 février 1875 dans mon service, salle Saint-Eucher, n° 13. Malgré sa force apparente, cet homme était absolument incapable de marcher. Il nous raconte que huit mois auparavant il avait fait une chute du haut d'un arbre, qu'il avait alors ressenti du côté de la malléole externe une douleur excessivement vive, et qu'à partir de ce jour la marche avait été impossible. Immédiatement après l'accident, on l'avait transporté à l'hôpital de Vienne en Dauphiné, où il fut soumis pendant plus de trois mois à un repos absolu. Ne voyant aucune amélioration dans son état, il était entré presqu'aussitôt après dans le service du Dr Valette, à la clinique de l'Ecole de Médecine de Lyon. Le regretté professeur lui avait appliqué un bandage inamovible. Il fit à cette époque un séjour de près de quatre mois à l'Hôtel-Dieu. Quand il en sortit, il chercha vainement à marcher. Dès qu'il voulait hâter le pas, il ressentait une secousse douloureuse au niveau de la malléole externe. Il lui fallait s'arrêter brusquement. C'est alors qu'il rentra dans mon service ; il y avait donc huit mois que l'accident était arrivé quand je l'ai vu pour la première fois.

Le diagnostic ne fut pas difficile à établir. En examinant la région malléolaire externe du pied gauche, le malade étant au lit, tout paraissait normal, il n'y avait pas la moindre trace d'inflammation. Au contraire, quand on ordonnait au patient de se tenir sur la pointe du pied, on voyait se produire une saillie anormale au devant de la malléole externe, saillie formée par le tendon du long péronier latéral complètement sorti de sa gaine. Quand le malade était au lit, on opérait la réduction de ce déplacement le plus facilement du monde.

Toute trace d'inflammation ayant disparu, et huit mois s'étant écoulés depuis l'accident, d'autre part, un traitement rationnel ayant été suivi et dirigé par des chirurgiens dont personne ne saurait contester le mérite, n'étions-nous pas en droit de considérer comme définitive cette infirmité qui persistait toujours ? Et les faits observés jusqu'ici par les auteurs nous prouvaient que la claudication est très souvent permanente après cet accident. C'est ce qui me décida à tenter une opération qui, jusqu'ici, n'a jamais été, que je sache, proposée pour la luxation des tendons.

Description de l'opération : Ténotomie du long péronier latéral, appareil inamovible. Au bout de trois mois, le malade quitte l'hôpital complètement guéri.

Cinq ans après cette opération, le malade rentre dans le service de M. le Dr Mollière, à l'Hôtel-Dieu, pour une entorse du pied droit prise en descendant de cheval, pendant ses treize jours. Je regardai immédiatement son pied gauche : il ne lui restait pas la moindre trace de son opération; la luxation n'existait plus, les péroniers fonctionnaient normalement ; il n'y avait plus la moindre déformation du pied. En un mot, la guérison était aussi complète, aussi parfaite que possible ; et le malade nous affirma qu'elle ne s'était pas démentie un seul instant depuis l'opération ; on peut donc la considérer aujourd'hui comme absolument acquise.

Observation XVI.

[Carl Mayol, assistant de la clinique du professeur Albert, de Vienne].

P. R..., jeune fille de 17 ans, fait un faux pas il y a un an; vive douleur dans le pied gauche. Mouvements pénibles. La malade ne se rappelle pas la position du pied au moment de l'accident. On pouvait apercevoir aussitôt après une sorte de sangle tendue sur la malléole externe. Pendant quelque temps on laissa le pied au repos, puis à cause des douleurs et de la grande fatigue produite par les mouvements un peu étendus du pied, on fit entrer la malade à l'hôpital d'Insbrück le 26 octobre 1879.

Quand le pied est dans la position moyenne, et en flexion plantaire, on ne voit rien d'anormal, mais par contre, dans la flexion dorsale, on voit sur la malléole externe une sangle aplatie qui disparait sans bruit dans la flexion plantaire. On peut la sentir au bord postérieur du cuboïde, quand on essaye de porter le pied en pronation, la sangle se tend.

A droite, la gouttière des péroniers est profonde, et on peut suivre sur une hauteur de six centimètres le rebord osseux qui la recouvre.

A gauche, la gouttière est à peine marquée et le rebord osseux très peu prononcé. On essaya de maintenir, au moyen d'une bande de diachylon, le tendon à sa vraie place, derrière le bord postérieur de la malléole, en mettant le pied en extension et supination et en le fixant ainsi à une attelle, suivant le procédé de Dupuytren dans les fractures de la malléole. Mais au bout d'un temps assez long, on n'eut pas de résultat. C'est pourquoi M. le professeur Albert fait le 10 novembre 1879 une incision sur l'angle postérieur de la malléole; il détacha le périoste, creusa la portion d'os dénudée au moyen d'un ciseau et fixa par dessus le périoste au moyen de fils de catgut. La plaie cutanée fut fermée et on appliqua un appareil plâtré, le pied étant en supination et extension.

12 *Novembre*. — L'appareil plâtré est séparé en deux volets que l'on emploie comme attelles.

14 *Novembre*. — Gonflement au bord interne de l'articulation du pied. Température, 39°.

17 *Novembre*, — La plaie cutanée bâille. Œdème du dos du pied. Abcès sous la malléole. Température, 39°5. Incision.

21 *Novembre*. — Disparition de l'œdème du dos du pied. Le gonflement, la rougeur et la douleur diminuent. Température, 39°2.

22 *Novembre*. — Température, 38°.

26 *Novembre*. — Bourgeons granuleux sur la plaie. Le gonflement de la malléole a disparu. Plis sur le dos du pied. Mouvements sans douleurs. Température, 37°8 et le soir, 39°2.

3 *Décembre*. — Température, 37°4. Normale à partir de ce jour.

11 *Décembre*. — Guérison, tentatives de marche.

19 *Décembre*. — On enlève le pansement. Bains. Mouvements passifs. Massage. La cicatrice qui est sur le bord supérieur de la malléole externe, bien qu'épaisse, ne gêne pas les mouvements.

25 *Décembre*. — Guérison complète.

Nous avons su depuis que la malade peut faire de longues marches sans difficulté; elle a éprouvé dans les premiers temps une certaine gène en descendant une colline. La luxation ne s'est pas reproduite.

Observation XVII.

[Thèse Balard d'Herlinville. Résumée].

B..., petit garçon, 5 ans, habitant à Montreuil, quoique pas trop vigoureux, paraît d'une bonne santé. Aucun antécédent du côté des parents. Il y a trois mois environ, la mère s'aperçoit que la marche de son enfant devenait difficile, pénible, en même temps que la jambe gauche subissait une déformation appréciable. Elle ne sait à quelle cause rapporter ces symptômes, et ne se souvient pas d'un traumatisme quelconque qui aurait pu en être le point de départ. Voici ce que l'examen fait constater le 3 juin 1890.

En comparant les deux membres inférieurs, on découvre à l'inspection une diminution sensible du membre gauche. Cet état atrophique est surtout manifeste sur les muscles des régions antérieure et externe de la jambe et intéresse principalement le groupe des péroniers latéraux et des extenseurs.

Les muscles de la cuisse gauche sont également atrophiés et plus mous, les os eux-mêmes sont plus grêles que ceux du côté opposé. Dans la station debout et dans la marche, on remarque une tendance des deux pieds à prendre l'attitude du valgus, surtout à gauche. Pendant la marche, lorsque le talon s'appuie sur le sol et avant que l'avant-pied ne s'y applique à son tour, on voit apparaître sur la face externe de la malléole deux cordons arrondis, roulant sous le doigt, durs, assez mobiles, et se terminant en bas l'un à l'os cuboïde, l'autre à l'extrémité postérieure du cinquième métatarsien. La marche est très pénible, hésitante, difficile. Le professeur Lannelongue diagnostique une luxation des tendons des muscles péroniers ayant amené la formation d'un commencement de pied plat valgus et consécutive à une paralysie infantile.

M. Lannelongue pratique alors, pour obvier à ces troubles de la marche qui allaient en s'accentuant, l'opération que nous avons décrite au chapitre du traitement sous le nom d'autoplastie périostique. Le but que s'était proposé par cette opération le professeur Lannelongue a été de créer une butte osseuse, d'augmenter la saillie malléolaire normale, de façon à maintenir réduits, derrière cette saillie, les tendons péroniers latéraux.

13 *Juin.* — On enlève l'appareil : la plaie a un excellent aspect. Pas de suppuration Nouveau pansement. Même appareil.

17 *Juin.* — La plaie est complètement cicatrisée ; on replace l'appareil.

1er *Juillet.* — En explorant la malléole externe avec le doigt, on perçoit une légère crête dure, indice de formation d'os.

9 *Juillet.* — La malade marche bien, sans déjeter la jambe en dehors. La voûte plantaire s'est relevée, et les tendons péroniers ne s'échappent plus pendant la marche en avant de la malléole externe sur laquelle on sent une production osseuse assez volumineuse.

OBSERVATION XVIII.

[KRAMER (de Gr. Glogau). *Centralblatt für Chirurgie*, 5 juillet 1895].

Qu'il me soit permis de relater l'observation d'un cas datant d'un an et demi, dans lequel, ne connaissant pas le cas de König, j'opérai par le procédé suivant une luxation des tendons péroniers devenue habituelle, au pied gauche d'un enfant de 9 mois. S'il ne se fût pas agi d'une luxation congénitale, le fait m'eût paru digne d'être publié, tant les cas de ce genre sont jusqu'à présent rares dans la littérature. L'affection siégeait sur un pied d'une conformation et d'une mobilité normales, chez un enfant fort et en bonne santé, chez lequel on ne notait d'ailleurs aucun arrêt de développement ; l'enfant n'avait fait encore aucune tentative de marche dans laquelle une contracture brusque des muscles, à l'occasion d'un basculement du pied en dedans, aurait pu amener la luxation des tendons.

Les parents de l'enfant avaient déjà remarqué la lésion, et sans s'en préoccuper, ils avaient vu, comme je pus le constater moi-même, neuf mois après la naissance, lorsqu'on me présenta l'enfant pour la première fois, que surtout à l'occasion des mouvements violents du pied gauche, particulièrement quand le pied était en abduction et supination, le dos du pied étant allongé, les tendons passaient en avant de la cheville avec un bruit perceptible, pour revenir aussitôt à leur première position. Il s'agissait en fait d'une lésion congénitale qui semblait devoir être due (la mère n'ayant reçu aucun coup sur le corps pendant sa grossesse) à un développement insuffisant du sillon malléolaire qui retient les tendons péroniers et de la sangle qui les y maintient. Cette luxation avait pu être favorisée par des changements fréquents de position du pied dans l'utérus. Cette origine fut facile à constater, lorsque sur les instances du médecin de famille qui avait déjà employé les bandages sans succès, je recourus à une opération chirurgicale au commencement de janvier 1894 et découvris par une incision les tendons et la malléole externe. La gouttière malléolaire et le sillon latéral qui la borde étaient à peine indiqués et rien du fascia du bas de la jambe ne pouvait être considéré comme formant une sangle. Il s'agissait alors de chercher à produire une sangle résistante au moyen d'un lambeau périostique.

Dans ce but, je détachai de la malléole externe un lambeau ostéo-périostique long d'un centimètre et demi, large d'un peu plus d'un centimètre et ayant cette forme $\sqcap$.

La base du lambeau était en arrière. Je le rabattis en arrière sur les tendons et je le fixai au moyen de quelques fils de catgut sur une partie du bord postérieur de la malléole. La plaie cutanée fut ensuite fermée et un bandage fut appliqué. La guérison fut obtenue en huit jours. Au commencement de la troisième semaine, on commença avec précaution à mobiliser le pied. A plusieurs reprises, et dernièrement encore, il y a deux mois, j'ai pu constater que les tendons glissaient librement à chaque mouvement, dans la sangle ainsi créée, qu'ils étaient complètement retenus, et que l'enfant n'était gêné en rien.

Ce procédé, employé il y a un an et demi, a été favorablement mis à l'épreuve par les tentatives maladroites de l'enfant quand il apprit à marcher. Ce cas montre, d'ailleurs, qu'il n'est pas nécessaire pour atteindre un aussi bon résultat d'une suture tendineuse sur la face postérieure de la malléole ; un pareil procédé pourrait amener une prolifération tendineuse et osseuse qui ne ferait qu'entraver la fonction.

Observation XIX.

[Staffel (de Wiesbaden). — *Centrablatt für Chirurgie*, octobre 1895].

A l'occasion de la communication du Pr Kraske, de Fribourg-en-Brisgau, dans le n° 24 de ce journal, je me permets de rapporter un cas de luxation de péronier que j'eus l'occasion d'observer. Par la rareté de cette lésion (le Pr Kraske n'en a vu que ce cas), ma communication est suffisamment justifiée.

W. D., 36 ans, bûcheron, fut atteint au pied gauche, le 3 janvier 1891, par un tronc d'arbre, qui dans sa chute se renversa sur lui. « Il ne lui fut pas possible de se retirer seul de dessous l'arbre ; ses compagnons de travail l'aidèrent à se retirer et le conduisirent sur une « schlitte » chez lui ».

Premier examen : 15 *mars* 1891. — On note une très forte entorse du pied gauche. L'articulation est très œdématiée. Conservation complète des mouvements actifs et passifs. Pas de fracture. — Depuis deux mois et demi, les orteils ne se meuvent que d'une façon insuffisante. Le malade était encore au lit (il y resta près d'un an).

17 *septembre* 1891. — Le malade n'est pas encore en état de marcher sans béquilles. La circonférence articulaire est de deux centimètres et demi plus grande que celle de l'autre pied. Ce n'est que très lentement et avec peine qu'il peut marcher avec deux béquilles.

21 *août* 1893. — La circonférence de l'articulation tibio-tarsienne malade mesure encore un centimètre de plus que celle qui est saine. Les mouvements actifs et passifs sont possibles dans une faible étendue, mais douloureux. Sur la malléole externe, on note une proéminence grosse comme un pois, dure comme de l'os, douloureuse à la pression.

11 *juin* 1894. — Le blessé vient me trouver pour être traité dans ma clinique.

16 *juin*. — Examen du malade : le pied gauche ne présente rien d'anormal dans sa forme ; aucune trace de fracture, pas de cicatrice cutanée, plus d'enflure. Le mollet gauche mesure 1/2 centimètre de circonférence de moins que le droit ; mais les deux mollets (30, 30 1/2) sont grêles. Le blessé est un homme particulièrement faible.

Le mouvement des orteils est normal. Dans les mouvements du cou-de-pied, la flexion du pied en haut est seulement un peu limitée, mais, cependant, pas à un tel point que l'usage du pied en soit entravé ; le pied se laisse plier sur la jambe au-delà de l'angle droit.

A l'examen, au moyen des courants d'induction (sous l'influence desquels tous les muscles, même les péroniers, se contractaient bien normalement, je m'aperçus que les tendons des deux péroniers, le court et le long, n'étaient pas à leur place normale derrière la malléole externe, mais étaient situés sur la malléole. Il est évident que, dans la chute, la violence du tronc d'arbre les a arrachés de derrière la malléole par destruction de l'appareil de contention, pourtant solide, qui les y maintient, si bien qu'ils étaient placés maintenant sur la malléole. C'est là qu'ils sont maintenus, et, comme l'examen visuel le montre, très solidement, si bien que la motilité des tendons, comme la fonction des muscles, n'est nullement entravée.

Le malade effectuait avec le pied gauche, mais avec quelque appréhension au début, tous les mouvements, dans une étendue suffisante et avec une certaine force. Dans ces exercices, de même que dans la marche, je ne pus remarquer de différence dans l'usage des deux pieds. Le malade va néanmoins lentement ; mais il peut, vraisemblablement, marcher sans bâton et vite. De la luxation des tendons, il n'a aucune notion, et ne manifeste aucune plainte, qui puisse se rapporter directement à cette anomalie. Toutefois, il se plaint, est-ce exagération, est-ce simulation, d'une douleur permanente dans le pied, qui lui semble siéger partout : en dedans, au dehors, en dessous.

Entre temps, j'ai remarqué que cette proéminence, grosse comme un pois, dure comme de l'os, dont j'avais fait mention dans mon examen du 22 août 1893, n'était pas perceptible sur la malléole externe ; c'était donc par elle, comme je le présume avec bien des raisons, que s'indiquait la luxation des tendons péroniers, que l'on avait pu relever ; les tendons placés sur la malléole pouvaient bien se présenter au doigt explorateur, sous forme d'une proéminence du volume d'un pois et de consistance osseuse.

Je regrette de ne pas avoir accordé alors plus d'attention à cette affection rare, et de ne pas avoir étudié dans ce cas, d'une façon plus précise, le mécanisme de la lésion et de ne pas avoir recherché les aptitudes fonctionnelles ultérieures du pied quand le malade partit, le pied entouré d'une bande de flanelle.

J'ai su depuis, par hasard, et sans renseignement plus précis, que le malade allait bien.

Observation XX.

[Allen-Walsham, *Bristish medical Journal*, 2 novembre 1895].

Une jeune dame, âgée de 22 ans, eut le pied pris dans un trou en patinant, et se fit une violente entorse de la cheville. Depuis lors, elle a toujours boité, et, de temps à autre pendant la marche, le péronier s'échappe en avant avec un bruit sec, facile à entendre, en même temps que la malade ressent une violente douleur. Elle a usé de différentes sortes de bandages, de chevillières, et de chaussures spéciales, mais sans aucun résultat. Elle a aussi porté un appareil pendant la nuit pour maintenir le tendon.

A la fin, elle s'est servie d'une chaussure avec tiges extérieures et intérieures métalliques et munie d'une courroie en T, maintenant un coussin spécial derrière le tendon.

Pour le moment, elle a une plaie par compression causée par le coussin et est presque complètement guérie, grâce aux soins du Dr Cooper-Vuy.

Le 17 *janvier*. — La plaie étant complètement guérie, l'opération ci-dessous décrite fut pratiquée. Lambeau pris sur la malléole et composé du fascia épaissi et du périoste. Ce lambeau est rabattu par dessus le tendon et suturé aux tissus fibreux, occupant le bord postérieur de la gouttière normale. Le tendon ayant été convenablement fixé dans la gouttière par la nouvelle gaine, la plaie cutanée fut complètement fermée, et le pied placé dans un plâtre. Il y eut une légère suppuration. Le 6 mars, l'observation dit : « La plaie est bien guérie, le tendon se meut librement derrière la malléole, et ne montre aucune tendance au déplacement. La malade marche bien et ne souffre pas ; mais il y a une légère raideur de la cheville après un arrêt prolongé, dans la position assise ».

On ordonne des massages.

Le 17 *mai*, résultat excellent en tous points. Le tendon se meut librement et ne sort pas de la gouttière. La malade peut faire à pied 5 ou 6 milles sans la moindre gêne, ni claudication.

Observation XXI.

[V. A. Périmoff, assistant de la clinique chirurgicale du professeur Kousmine (de Kazan); in *Revue de Chirurgie*, 1896, p. 679 (Résumée)].

Notre malade, P. Ponomareff, âgé de 22 ans, entra à la clinique le 22 septembre 1895. Les dérangements pendant la marche étaient si considérables qu'ils lui firent demander l'intervention chirurgicale. Il tâchait de tenir sa jambe à angle droit, et en général de ne faire aucun mouvement avec la jointure, car les tendons péroniers sortaient aussitôt de leur loge normale et sautaient sur la malléole : ce qui causait une vive douleur. Il est à remarquer que les tendons se disloquaient très facilement pendant la supination et la flexion. Le malade ne pouvait faire que quelques pas, et ne pouvait pas marcher sur un terrain inégal, parce que son pied glissait. Il y avait deux ans qu'il était malade à la suite d'un faux pas qu'il avait fait et où son pied avait glissé en dehors. Il avait été traité par les bandages ; mais ce traitement n'eut point de succès. Cédant aux instances du malade, le professeur Kousmine fit le 15 septembre 1895 une opération, dont nous avons exposé le manuel opératoire au chapitre du traitement (lambeau osseux fixé perpendiculairement à la malléole au moyen de clous de nickel).

Le 29 *septembre* 1895, c'est-à-dire au bout de 17 jours, on changea le bandage ; les clous furent retirés ; il fut constaté que les tendons se trouvaient à leur place ; au bord extérieur de la malléole se forma une élévation considérable ; un bandage plâtré fut mis de nouveau ; et le malade sortit de l'hôpital ; on lui conseilla de ne pas ôter le bandage avant 23 jours, de faire un petit massage et des mouvements.

Le malade suivit ce conseil.

Il y a quelque temps, il nous a envoyé une lettre dans laquelle il écrit qu'il marche à présent très bien ; les tendons se trouvent à leur place normale ; son pied ne glisse plus, et, suivant le témoignage de notre honorable collègue Dr Jordanski, la saillie osseuse néoformée satisfait parfaitement à sa fonction..

Observation XXII.

[Munro-Smith. *Brit. med. Journ.*, p. 1216, 15 mars 1897. Résumée in *Revue Sc. méd.*, T. LXI, p. 233].

Homme de 50 ans, souffrant de violentes douleurs dans le cou-de-pied droit. Les tendons péroniers sont sur la malléole externe. On peut les réduire facilement à leur place normale ; mais ils en sortent aussitôt, car la rainure qui doit les contenir est peu profonde. S... sutura les tissus fibreux au-dessus de la gouttière, où il avait réduit les tendons. Le malade fut maintenu au repos pendant quelques semaines.

Quelque temps après qu'il eût repris son travail, les douleurs reparurent et la luxation des tendons se produisit. S... pratiqua alors le décollement d'un lambeau périostique qu'il laissa adhérent par un bord à la malléole externe, le rabattit sur les tendons péroniers, et le sutura. Depuis six semaines le malade a repris son travail ; le résultat fonctionnel est bon et les tendons semblent fixés solidement dans leur gouttière.

OBSERVATION XXIII.

[KÖNIG. *Centralblatt für Chirurgie*, 1898, p. 25].

On lit dans le compte rendu de la séance du 8 novembre 1897 de l'Association libre des Chirurgiens de Berlin : « M. König est en état de citer un cas unique de luxation des deux tendons péroniers des deux côtés.

Un officier eut à la suite d'une torsion du pied une luxation des tendons péroniers d'un côté. Quand il fut guéri, il contracta une autre luxation de l'autre côté en montant à cheval. Les deux fois, König employa sa méthode de renversement d'un lambeau osseux pour créer aux tendons une nouvelle gouttière, dans laquelle ils fonctionnèrent bien ».

OBSERVATION XXIV.

[RIESE. *Centralblatt für Chirurgie*, 1899, p. 584].

Cas de luxation des tendons péroniers, opéré par la méthode de König-Kraske.

Formation d'une nouvelle gaine tendineuse par détachement d'un lambeau ostéo-périostique de l'extrémité inférieure de la malléole et suture du lambeau au périoste du calcanéum par des fils de soie. Guérison consécutive. Le fonctionnement est bon. La lésion s'est produite chez un peintre en bâtiments, âgé de 36 ans, à la suite de basculements fréquents du pied en descendant d'une échelle. Le malade n'a pas présenté de violente entorse. Il faut considérer comme très acceptable cette hypothèse que la luxation des tendons péroniers est le résultat de l'action musculaire et non de la destruction de la bandelette fibreuse (à la suite d'une violente entorse), comme le pense Volkmann. D'après le récit du malade, en même temps qu'il a ressenti la douleur et le claquement des tendons sur la malléole, il a remarqué une petite enflure à la partie externe du mollet. La douleur remontait jusqu'à l'interligne externe de l'articulation du genou, comme si la cause pouvait en être imputée à une hernie des muscles péroniers siégeant au-dessus du mollet. Le trou de l'aponévrose fut reconnu pendant l'opération de la luxation.

OBSERVATION XXV (*Personnelle*).

[Thèse de TELLIER].

Le nommé Bellat, Albert, âgé de 47 ans, ouvrier menuisier, habitant Lons-le-Saulnier, se trouvait, le 6 septembre 1899, monté sur une échelle appuyée contre un mur, environ à la hauteur du 1er étage. L'échelle ayant glissé, il tomba tout d'abord debout sur ses talons ; puis son pied droit tourna en dedans avec un claquement sec ; à ce moment, il ressentit une vive douleur et tomba sans pouvoir se relever. Reconduit à son domicile, il fut traité pour une entorse grave.

Son état ne s'améliorant pas au bout de 12 à 15 jours, il entra à l'hôpital dans le service de M. le Dr Chapuis. Le pied droit était gonflé, surtout en dehors et en arrière avec une ecchymose considérable sur la région externe du cou-de-pied, en arrière, de la malléole. Cette ecchymose contournait la face postérieure du tendon d'Achille, atteignait la face interne de la région, et s'étendait jusque vers les muscles du mollet. La région calcanéenne paraissait un peu élargie dans le sens transversal. Les mouvements volontaires de l'articulation tibio-tarsienne étaient peu douloureux; à la pression, on provoquait une douleur très vive entre la malléole externe et le tendon d'Achille ; la pression sur la face inférieure du calcanéum était également douloureuse ; dans le sens transversal, elle n'était pas trop pénible. La marche et la station debout étaient impossibles.

Après quelques jours de massage, on put mieux étudier la région, le gonflement ayant en partie disparu. On ne reconnaissait aucun signe absolu de fracture du calcanéum ; mais on sentait nettement que les tendons péroniers n'étaient plus à leur place ; on les rencontrait sur la face antéro-externe de la malléole sur laquelle ils glissaient ; on pouvait facilement les ramener en arrière, les réintégrer à leur place normale ; mais il était plus difficile de les y maintenir ; au moindre mouvement, ils regagnaient la face externe de la malléole en produisant un bruit sec, un claquement. Un appareil plâtré fut appliqué et laissé 20 jours en place ; après quoi on le remplaça par un appareil silicaté plus léger, avec lequel on fit marcher le malade.

Ce dernier appareil fut porté quinze jours. Après plusieurs séjours à l'hôpital et plusieurs essais pour reprendre son travail, Bellat revient le 4 janvier 1899, se plaignant de ne pouvoir ni marcher, ni rester debout pendant un certain temps, et, par conséquent, dans l'impossibilité de travailler. Le pied est bien désenflé ; la région calcanéenne a repris à peu de chose près sa configuration normale ; mais les tendons péroniers sont toujours déplacés ; s'il les réduit lui-même, il peut faire quelques pas ; mais bientôt un claquement sec se produit, en même temps que le malade ressent une douleur assez vive ; les tendons se luxent de nouveau et la marche est alors subitement entravée.

Enfin, le blessé s'inquiète surtout à cause d'un nouveau symptôme qui s'établit peu à peu. Lorsqu'il a essayé de forcer un peu la marche, il survient alors une déviation très notable du pied. La pointe se porte en dedans, en même temps qu'il se fait une élévation du bord interne du pied. Cette déviation est telle que le soulier droit du malade est fortement déformé dans le même sens ; et la déformation est si accentuée que Bellat est obligé en marchant d'écarter notablement la jambe droite pour empêcher que l'extrémité de son soulier droit ne vienne à chaque pas heurter douloureusement la malléole interne du côté gauche. Le malade réclame alors énergiquement un traitement, qui puisse le guérir d'une façon radicale.

M. le Dr Chapuis, voulant bien nous confier le blessé, nous l'opérons le 4 février 1899, de la façon suivante : une incision commence à quatre travers de doigt au-dessus de la pointe de la malléole externe, à un demi-centimètre en arrière du bord du péroné ; elle est conduite parallèlement à ce bord et vient se recourber en bas pour se terminer en avant de la pointe malléolaire et à un travers de doigt au-dessous d'elle.

Les tendons apparaissent bientôt dans le tissu cellulaire sous-cutané, sur la face externe de la malléole. Ils ne sont pas altérés, quoique d'un aspect moins lisse et moins brillant qu'à l'état normal. En examinant la gouttière retro-malléolaire, on reconnaît quelques débris de la gaine fibreuse; mais rien ne rappelle l'aspect d'une synoviale. La reposition des tendons est facile; mais il n'en est pas de même de leur contention. Pour les y maintenir, ne pouvant compter sur les tissus fibreux de la région, nous nous décidons, à l'exemple d'autres chirurgiens, à emprunter des moyens de contention au squelette.

Après avoir détaché un lambeau périostique sur la face externe du péroné, à la partie supérieure de l'incision, nous essayons de le suturer par dessus les tendons aux débris de la gaine fibreuse, mais nous reconnaissons bientôt qu'une telle gaine n'offrira aucune résistance aux tendons, et que c'est tout à fait en bas, au niveau de leur reflexion sous la malléole, qu'il faut les fixer.

Avec le ciseau et le maillet, nous entaillons alors un lambeau ostéo-périostique aussi épais que possible sur la face externe de la malléole. Ce lambeau comprend presque toute cette face externe et a une hauteur d'environ 3 centimètres. Il est à peu près quadrilatère et reste adhérent par son côté postérieur, qui correspond au bord de la gouttière malléolaire.

Ce lambeau est renversé en arrière et en bas, de façon que sa face périostique corresponde aux tendons et sa face fracturée soit tournée du côté de la peau.

Un lambeau ostéo-périostique, taillé en sens inverse sur la face externe du calcanéum est relevé en avant et en haut, pour aller à la rencontre du précédent. Mais, à ce moment, nous craignons que ces deux lambeaux réunis par des points de suture n'offrent pas assez de solidité pendant les premiers jours. C'est alors que nous employons la manœuvre suivante. Avec le petit perforateur de Championnière, nous creusons dans la malléole externe un trou, qui commence superficiellement sur la portion cruentée résultant de la formation du lambeau, et qui se dirige obliquement en dedans et en arrière, pour sortir de la face postérieure de la malléole en dedans des tendons réduits. Un gros catgut est passé dans ce trajet ; puis, les tendons étant en place et le lambeau ostéo-périostique pris sur la malléole étant rabattu sur eux, le catgut est ramené sur la face externe de ce lambeau et noué.

Nous pouvons alors constater que les tendons sont bien maintenus. Notre lambeau calcanéen est alors suturé au lambeau malléolaire, au moyen de soie nº 1. La peau est suturée au crin de Florence ; et après le pansement le pied est mis dans un appareil plâtré.

Rien à signaler jusqu'au moment de la levée de l'appareil qui a lieu le 4 février, c'est-à-dire un mois après l'opération. Les crins de Florence sont enlevés ; et on constate que les tendons sont bien restés à leur place. Quelques mouvements de flexion et d'extension sont imprimés au pied, sans qu'on note la moindre tendance à une nouvelle luxation.

L'opéré commence à marcher quelques jours après et sort le 22 avril. A partir de ce moment, il se considère comme guéri. Les tendons restent en place et la déviation du pied ne se reproduit plus. Nouvel examen du malade en juillet ; à cette époque, la guérison pouvait être considérée comme définitivement acquise. Les tendons étaient à leur place, glissant facilement dans les mouvements d'extension et de flexion, comme on pouvait s'en assurer par la palpation. On ne constatait aucune néo-formation osseuse ; mais on avait nettement la sensation d'un tissu fibreux, souple, élastique et résistant, interposé entre les tendons et la peau.

Observation XXVI (Inédite).

Luxation ancienne du long péronier latéral gauche.

B..., 23 ans, soldat au 14ᵉ escadron du train, ordonnance d'un officier général.

Entré à l'hôpital militaire Desgenettes le 18 février 1900, pour une fistule de la région anale, borgne externe, datant de deux mois environ, et consécutive à un abcès dû lui-même à une excoriation. Disons tout de suite qu'il s'agissait, chez ce garçon très vigoureux, d'un simple décollement cutané, qui, incisé, guérit très rapidement. Mais notre attention fut attirée, par ce soldat, sur une lésion que portait son pied gauche, et qui datait d'un accident survenu à l'âge de 14 ans. Très turbulent à cet âge, il avait eu plusieurs entorses soit de ce côté, soit de l'autre ; et, un jour, en sautant d'un mur haut de plus de deux mètres, sur un sol inégal, il ressentit, au pied gauche, une douleur telle qu'il tomba sur le champ et ne put se relever. On le rapporta chez lui ; et son pied devint le siège d'un gonflement considérable.

Il garda le lit environ 3 mois et fut près de 6 autres mois avant de pouvoir marcher convenablement ; sitôt qu'il essayait, il voyait à chaque flexion du pied des « nerfs » sortir de derrière la malléole avec un bruit sec ; il n'avait qu'à étendre le pied pour les faire rentrer à leur place. Bientôt, toute gêne à la marche disparut ; et, le moment du conseil de revision arrivé, il ne fit aucune réclamation ; cependant son tendon se déplacait parfois, et, en tout cas, il le luxait à volonté.

Le seul exercice qui lui causa quelque gêne fut le trot enlevé sur les étriers ; après une séance un peu longue à cheval, son pied se fatiguait et son tendon se déplacait fréquemment; ce qui l'obligeait à mettre son cheval au pas.

A l'examen, dans la station couchée ou verticale, on ne remarque rien d'anormal. Les membres inférieurs, comme tout le reste du corps. sont vigoureusement musclés, et la jambe ne présente aucun degré d'atrophie. Si on dit à ce soldat de luxer son tendon, on le voit fléchir le pied au maximum, directement, sans adduction, ni abduction, puis contracter brusquement les muscles de la jambe ; immédiatement on voit le tendon sortir de sa gouttière et se placer sur la face antéro-externe de la malléole, et ce déplacement s'accompagne d'un bruit sec, d'un claquement perceptible à plusieurs mètres de distance. Pour le ramener à sa place, il étend le pied et le tendon revient de lui-même derrière la malléole. Bien des fois, nous répétons cette véritable expérience ; les faits se passent toujours de la même façon.

Etant donné l'ancienneté du déplacement et le peu de gêne qu'il occasionne, nous ne proposons, bien entendu, aucun traitement.

Observation XXVII (Inédite).

Luxation du long péronier latéral droit (traumatisme direct ?).

V..., soldat à la 7e Cie d'ouvriers d'artillerie ; constitution vigoureuse; aucun antécédent pathologique.

Le 6 octobre 1900, il marchait, sur le bord du trottoir, derrière une voiture d'artillerie ; le volet qui forme la paroi postérieure se décroche tout à coup et tomba sur lui de telle façon que son bord vint frapper violemment la région rétro-malléolaire externe du pied droit ; il ressentit une vive douleur, en même temps qu'il se vit dans l'impossibilité absolue de marcher ; la région de la cheville enfle rapidement et se couvre d'une ecchymose accentuée, surtout en arrière de la malléole. Il est traité à l'infirmerie par le massage et l'immobilisation, puis envoyé à l'hôpital militaire Desgenettes le 1er novembre.

A l'examen, on constate que la région de la gouttière des péroniers, à droite, est gonflée et douloureuse à la palpation. La malléole externe est intacte ; mais, sur sa face externe, on sent nettement un tendon mobile sous le doigt et réductible derrière la malléole, quand le pied est en extension ; la marche est difficile, le tendon restant constamment luxé, et le pied ayant une tendance à s'aplatir et à se dévier un peu en valgus. Vu la date relativement récente du traumatisme, nous recourons au traitement par la gouttière platrée, qui maintient le pied en extension et contient le tendon derrière la malléole. Cette gouttière est laissée en place pendant un mois : puis la marche est reprise progressivement, le pied entouré d'une bande de flanelle. Le tendon reste bien en place et le blessé sort guéri le 3 janvier 1901.

Observation XXVIII (Inédite).

Luxation du long péronier latéral gauche.

Ens..., jeune soldat d'infanterie, très vigoureux, et sans aucun antécédent morbide ; incorporé seulement depuis un mois.

Entre à l'hôpital militaire Desgenettes le 25 novembre 1902.

L'avant-veille, 23 novembre, étant au champ de manœuvres, il sauta tout équipé dans un fossé de 2m de profondeur environ ; le sol était dur et rocailleux, et, au moment où son pied touchait terre, il ressentit une très vive douleur du côté du talon gauche. Tout en restant debout, il lui fut impossible de marcher ; et ses camarades durent le transporter jusqu'à l'infirmerie.

A son entrée à l'hôpital, il présente un gonflement ecchymotique considérable de la région malléolaire externe du côté gauche, gonflement qui s'étend jusqu'au talon et empiète sur le dos du pied. A la palpation, on provoque une douleur disséminée dans toute la région gonflée, mais avec deux maxima bien nets : l'un à la partie inférieure du bord antérieur de la malléole, vers sa pointe, et correspondant à l'insertion au péroné du faisceau inférieur du ligament péronéo-astragalien antérieur, faisceau que nous avons décrit et figuré (*Archives provinciales de Chirurgie*, janvier 1897), et qui se tend dans la flexion du pied ; l'autre zône, très douloureuse, correspond à la gouttière des tendons péroniers, en arrière de la malléole ; par une palpation attentive, on trouve sur la face antéro-externe de cette dernière un cordon douloureux, mobile, et qu'on repousse en arrière de la malléole, lorsque le pied est mis dans l'extension ; ces constatations sont encore plus nettes lorsque quelques séances de massage ont fait disparaître le gonflement ; le pied est immobilisé dans l'extension pendant un mois ; puis, après des essais de marche progressifs, le blessé part en convalescence le 25 janvier 1902.

Il rentre à l'hôpital Desgenettes en juillet de la même année ; le long péronier s'est déplacé à nouveau sur la face antéro-externe de la malléole et la marche est douloureuse et difficile.

Opération. — Le 5 août 1903, par le procédé que nous avons employé dans l'obs. rapportée dans la thèse de Tellier, et application d'une gouttière plâtrée maintenant le pied en extension pendant un mois.

L'opéré sort guéri le 2 octobre 1903, et marche avec une guêtre de cuir, que nous lui conseillons de porter pendant plusieurs mois.

Observation XXIX (Inédite).

Luxation récente du long péronier latéral droit.

P..., lieutenant de dragons, de constitution très vigoureuse et très adonné aux exercices de sport. Le 30 novembre 1900, il se préparait à monter à cheval ; le pied gauche était placé dans l'étrier; il s'enlevait par le mouvement habituel de flexion du pied droit reposant sur le sol, lorsqu'il ressentit à la cheville droite une douleur extrêmement vive et dut se retenir de la main gauche à la crinière de son cheval pour ne pas tomber. Rentré chez lui, M. P... fait appeler notre ami, le médecin-major Job, qui reconnaît une luxation totale du tendon du long péronier latéral ; la malléole externe et les ligaments de l'articulation tibio-tarsienne sont absolument intacts ; le pied étant dans l'extension, on ramène facilement le tendon à sa place ; mais il se luxe spontanément au moindre mouvement. On fait du massage pour dissiper le gonflement assez considérable de la cheville et on applique un bandage compressif, mais dont l'action est insuffisante ; le déplacement se reproduit avec la plus grande facilité, surtout pendant le séjour au lit, et surtout quand le pied se fléchit ; chaque déplacement est accompagné d'une douleur vive qui ne se calme que lorsque, par des mouvements de massage, le tendon a été ramené dans sa situation normale.

Le 7 décembre, nous le voyons avec notre camarade et appliquons une gouttière plâtrée, qui maintient le pied en extension et contient parfaitement le tendon. Cette gouttière reste en place jusqu'au 27 décembre, soit 20 jours, et, à cette date, est remplacée par une guêtre en tissu élastique qui permet la marche. M. P... reprend son service ; mais, pendant une année environ, il est maladroit de son pied droit, et éprouve instinctivement une certaine appréhension dans la marche sur un sol inégal principalement ; cet état de faiblesse relative finit cependant par disparaître ; le tendon reste bien à sa place, même sans guêtre et pendant le trot enlevé à cheval ; et M. P... peut s'adonner de nouveau aux sports dans lesquels il excelle.

* * *

Soit, en tout, 29 observations publiées, dont 25 déjà rapportées dans la thèse de Tellier et 4 inédites.

Les 25 observations de la thèse de Tellier nous donnent 16 cas de luxation des deux tendons, et 9 cas de luxation du tendon du long péronier latéral seul : ce qui semblerait indiquer une fréquence plus grande de la luxation double ; mais nos 4 observations nouvelles se rapportent toutes à la luxation du seul tendon du long péronier : ce qui rapproche sa fréquence de celle de la luxation double. Il faudrait une statistique plus étendue, pour avoir la proportion exacte des deux lésions.

La plupart des auteurs, Kraske, Ledentu et Delbet, Jarjavay, pensent que la luxation des péroniers est une lésion rare. Demarquay, au contraire, croit qu'elle est assez fréquente, mais souvent pas diagnostiquée. Nous n'irons pas, en partant de ce fait que nous en avons observé quatre nouveaux cas en peu de temps, dire qu'elle est très fréquente, car il faut tenir compte de ce que nous étions, à l'hôpital Desgenettes à Lyon, à la tête d'un service qui recevait beaucoup de traumatismes ; cependant nous avons connaissance de deux autres cas, observés par deux camarades, en dehors de la garnison de Lyon ; mais dont les observations n'ont pas été prises pour être publiées. Donc, sans être d'observation courante, la luxation des tendons péroniers n'est pas une rareté dans les milieux où les exercices physiques sont l'occupation habituelle.

Nos nouvelles observations n'apportent rien de nouveau sur l'étiologie générale ; il s'agit toujours d'hommes adultes, soit sur les 29 observations, 26 hommes et 2 femmes ; tous les quatre étaient vigoureux et présentaient toutes les conditions voulues d'aptitude au service militaire.

Nous n'avons noté, non plus, chez aucun d'eux la disposition anatomique que Jarjavay signalait comme une cause prédisposante importante. Il avait remarqué que, chez certains sujets, le rebord postérieur de la malléole externe était à peine saillant, de telle sorte que la gouttière qui loge les péroniers était à peine prononcée ; sur 80 malades couchés dans son service, 4 présentaient nettement cette particularité. Albert, Kramer, ont fait la même remarque ; Kraske, cependant, sans nier la possibilité de cette malformation anatomique préexistant à la luxation et la favorisant, est plutôt d'avis que ce serait là une déformation consécutive à la luxation : « ce serait une atrophie secondaire causée par le fréquent glissement des tendons ». Cette conception peut être vraie dans certains cas ; mais, chez notre observé, atteint de luxation ancienne et récidivante, nous pouvons affirmer que la malléole ne présentait aucun vice de conformation et qu'elle était en tout semblable à celle du côté opposé.

Si nous abordons maintenant l'étude de l'étiologie immédiate, de la cause qui détermine la luxation, nous voyons que, dans la majorité des cas, on peut invoquer une chute sur les pieds, un saut d'un point plus ou moins élevé. Dans la thèse de Tellier, nous trouvons 9 cas seulement où l'étiologie est notée, avec 6 fois chute sur les pieds ; dans nos

4 observations, on retrouve cette cause 2 fois; dans l'une des deux autres, il s'agit d'un faux mouvement sans chute (Il est fort probable que la chute se serait produite après la lésion, si le cavalier n'avait trouvé un point d'appui après la crinière de son cheval).

Staffel a rapporté un cas dans lequel il incrimine un traumatisme direct, chez un bûcheron renversé sous un arbre, qui l'atteignit au pied gauche; « il est évident que, dans cet accident, la violence d'action du tronc a arraché les tendons de derrière la malléole par destruction de l'appareil de contention pourtant solide qui les y maintenait, de telle sorte qu'ils étaient alors placés sur la malléole. » Il fait cependant certaines réserves sur la valeur de son hypothèse, regrettant de n'avoir pas cherché d'une façon plus précise le mécanisme de la lésion. Dans l'observation XXVII, il semble aussi que le tendon du long péronier ait été chassé de sa gouttière par le volet de chariot, qui vint frapper la région rétro-malléolaire; cependant nous inclinons plutôt à penser qu'il s'agit là d'une luxation provoquée par une violente contraction musculaire, le blessé ayant fait un violent effort pour éviter de tomber du trottoir sur le bord duquel il marchait.

En somme, au point de vue étiologique, l'accord semble à peu près complet sur l'extrême importance des traumatismes indirects, et principalement sur l'action prédominante des sauts, des chutes sur les pieds, d'un lieu élevé; malgré les deux observations, où un choc direct a été noté, l'explication de la luxation directe par un coup porté sur les tendons n'a pas grande chance d'être acceptée; là aussi, le mécanisme indirect peut être invoqué à plus juste titre.

Mais, sur ce mécanisme indirect, les opinions émises par les différents auteurs sont absolument contradictoires : nous ne pouvons mieux faire que de citer textuellement le chapitre que Tellier lui a consacré dans sa thèse.

« D'après Volkmann, une violente torsion du pied suffirait seule à produire la luxation de ces tendons. Mais les expériences de Louis Schneider, que nous exposons plus loin, ont montré que cette torsion est insuffisante; et tous les auteurs qui ont écrit à ce sujet sont d'accord pour admettre qu'il faut en plus une contraction brusque des péroniers.

« Le mécanisme en est très simple, dit Jarjavay. Dans presque tous les cas qui ont été signalés, on voit que le poids du corps avait porté pendant la chute sur un seul pied; deux fois il est noté que l'extrémité antérieure était portée en dedans. Dans ces conditions, les ligaments latéraux externes de l'articulation tibio-tarsienne sont tendus; l'astragale appuie sur la face interne de la malléole péronière; le plus souvent il se produit ou une fracture de la malléole, ou une entorse, caractérisée par la distension ou la rupture de quelques fibres ligamenteuses. Mais on doit remarquer qu'en même temps qu'agit la violence, les muscles abducteurs du pied se contractent avec énergie. Le pied est aussitôt redressé, si la violence n'est pas très forte; et la lésion est conjurée. Or, pendant que les muscles péroniers se contractent ainsi, leurs tendons font une saillie comme une corde tendue derrière le péroné ; ils appuient sur la poulie de renvoi, c'est-à-dire sur la malléole externe creusée en gouttière à cet effet. Le plus souvent cette gouttière est assez profonde pour que les tendons pressent contre son bord externe ; mais, quand elle est peu prononcée, ils arc-boutent, non pas contre le rebord de l'apophyse, mais bien de la gaine fibreuse qui s'y insère. Dans ce dernier cas, il peut se faire une déchirure de la gaine fibreuse sous l'influence de la pression du tendon qui tend à devenir rectiligne et qui se luxe aussitôt en avant.

« C'est aussi l'opinion de Blum ; au moment où le pied est fortement porté dans l'adduction, les muscles péroniers se contractent pour le ramener dans sa situation normale; si la résistance est trop grande, la gaine se rompt et les tendons s'échappent ». — A l'exception de Volkmann, tous les auteurs qui se sont occupés de la question ont donné une importance capitale à la contraction musculaire ; et, à n'en pas douter, c'est l'exagération de cette contraction des muscles péroniers, suivie de la rupture de la gaine des tendons, qui est la cause vraiment efficiente de la luxation.

Cela est prouvé : *a*) par des recherches cliniques ; *b*) par des expériences cadavériques.

A. Les recherches cliniques montrent qu'en effet un traumatisme violent n'est pas nécessaire pour produire la luxation. Ce n'est que 9 fois sur 25 que nous avons noté la chute d'une certaine hauteur ; tous les autres cas se sont produits sans grande violence, à l'occasion d'un faux mouvement, d'un faux pas, pendant la danse par exemple, et, d'une manière générale, comme le dit M. le professeur Kraske, toutes les fois que le pied, menaçant de basculer en dedans, devait être ramené dans sa position régulière par une brusque contraction des muscles de la jambe.

M. Ch. Martin a bien fait ressortir le rôle de la contraction musculaire dans la luxation des tendons, dans son rapport du 6 janvier 1874 à l'Académie de Médecine, où il expose sa propre observation. Au cours d'une promenade aérostatique, M. Ch. Martin s'était luxé le tendon du jambier postérieur. « Lorsque la nacelle frappa le sol, dit-il, j'étais accroupi; le contre-coup me projeta en arrière et par un mouvement réflexe et tout à fait instinctif, j'étendis le pied comme si je voulais me raccrocher, pour ainsi dire, à ce fond de la nacelle, qui me repoussait et me lançait en l'air. J'ai le souvenir très net que j'étais sur le dos quand je sentis le trait de feu qui me traversa le côté interne de l'articulation. Le jambier postérieur étant un muscle extenseur et qui tourne le pied en dedans, se contracte avec une force extrême, j'aurais pu avoir, tout aussi bien, une rupture du tendon d'Achille, une déchirure des muscles jumeaux, et une rupture du plantaire grêle. Explique qui pourra pourquoi c'est le tibial postérieur qui s'est contracté avec le plus d'énergie. En tout cas, cette contraction violente d'un muscle par action réflexe est tout à fait analogue à ces fractures de la rotule ou à ces ruptures du triceps, qui ont lieu, lorsqu'une personne ayant le pied engagé sous un tapis, par exemple, est menacée de tomber, contracte instinctivement le triceps de la jambe, qui est en l'air, au point de déterminer les accidents dont je viens de parler. »

Dans le cas de M. Martin, la contraction musculaire a pour ainsi dire agi seule, sans traumatisme. On conçoit maintenant que, même quand il est très violent, le traumatisme n'a qu'un rôle accessoire. Sans doute, c'est la chute qui fait tourner le pied, mais c'est la contraction musculaire réflexe, instinctive, que tout individu fait pour se relever en tombant, qui luxe les tendons.

B. Les expériences cadavériques de M. Louis Schneider ont également bien mis en lumière le rôle de la contraction musculaire. Ces expériences ont été faites sous la direction de M. le professeur Kraske. M. Louis Schneider cherche d'abord à produire la luxation des tendons péroniers latéraux par la seule torsion du pied. Sous l'influence de la torsion violente, des lésions variées se produisirent du côté des malléoles, des ligaments ; mais on n'observa jamais de luxation des tendons. L'opinion de Volkmann n'était donc pas fondée. Par contre, la lésion se produisait dès que le pied, étant légèrement en supination et fléchi sur la plante, était ramené par une traction brusque sur les péroniers, en extension et en abduction. Le rôle de la contraction musculaire est donc bien prouvé.

Mais, dans quelle position le pied doit-il se trouver pour que cette contraction des muscles péroniers se produise ? En d'autres termes, quelle est la position du pied la plus favorable à la luxation des tendons péroniers latéraux ?

Pour certains, c'est la torsion en dehors ; pour le plus grand nombre, c'est la torsion en dedans. Nous nous rangeons à cette dernière opinion. Le simple raisonnement conduit d'ailleurs à cette conclusion, les péroniers étant des muscles abducteurs du pied.

C'est au moment où ce pied tourne en dedans qu'il se contracte instinctivement pour le ramener dans sa position normale.

Cependant Robert a publié l'observation d'un homme, qui, au moment de sa chute, avait nettement le pied en dehors. « Le pied se trouvait en abduction, formait un angle obtus à sinus externe; dans leur contraction énergique, les muscles ont tendu à devenir rectilignes. »

Tellier, que nous venons de citer à peu près textuellement, tend à croire que cette observation a été mal interprétée, et que le pied était tourné en dehors au moment de la chute, sous l'influence même de la contraction des péroniers.

De ce qui précède, il conclut :

1° Quelle que soit la violence du traumatisme, il est par lui-même insuffisant à produire la luxation des tendons péroniers, la cause essentielle étant la contraction brusque de ces muscles.

2° La position la plus favorable à la luxation des tendons péroniers latéraux est l'adduction, la torsion en dedans, le poids du corps portant sur l'extrémité antérieure du pied.

Ces conclusions sur le mécanisme de la luxation des tendons péroniers étaient également les nôtres, à l'époque où parut la thèse de Tellier. L'observation de nouveaux cas nous a conduit à un autre mécanisme, tout au moins en ce qui concerne la position du pied la plus favorable à la production de la luxation. La contraction violente et brusque reste toujours le facteur le plus important de la lésion, car les deux faits, qui *a priori* pourraient faire croire à une action directe d'un coup plus ou moins lourd venant frapper les tendons et les chasser de leur gouttière, nous paraissent beaucoup plus facilement explicables par la contraction des muscles de la jambe dans les efforts faits pour éviter la chute ou soustraire le membre inférieur au choc du corps contondant ; quant à la position du pied, c'est uniquement la flexion qui agit dans un sens favorable ; l'abduction ou l'adduction n'ont aucune importance ; il faut et il suffit que le pied soit fléchi ; et plus la flexion est accusée, plus la luxation est facile à produire.

Si nous jetons un coup d'œil sur les observations publiées, nous constatons que la luxation des tendons péroniers s'accompagne rarement d'autres lésions et en particulier de lésions osseuses du côté du pied. Dans l'obs. XII, du service de Broca, on cite une fracture du péroné à 5 cent. au dessus de l'articulation et dans notre première obs. (*in* Thèse Tellier), il existait probablement une fracture du calcanéum, qui était notablement élargi. A part cela, Robert cite une fracture de cuisse et Demarquay un épanchement dans l'articulation du genou. La plupart des auteurs, entre autres Demarquay et Jarjavay, insistent précisément sur cette absence d'autres lésions, malgré un examen des plus soigneux ; or, il est bien évident que si le pied avait éprouvé une torsion dans chacun des cas rapportés de luxation des tendons péroniers, on aurait observé plus fréquemment des lésions malléolaires ou des entorses considérables. Or, il n'en est rien; que le pied puisse tourner d'un côté ou de l'autre, c'est possible, c'est même certain ; mais ce mouvement ne paraît avoir aucune influence sur la luxation péronière ; ce sont simplement deux mouvements simultanés, mais sans influence l'un sur l'autre ; ou plutôt, la luxation produite, les tendons ayant perdu leur action de ligaments actifs, le pied peut subir une déviation tout comme après la paralysie des muscles péroniers.

Mais nous avons des preuves plus directes de ce que nous avançons.

Dans l'observation XXIX, l'officier qui présentait cette lésion est très explicite : c'est au moment où il s'enlevait à cheval qu'il ressentit la douleur ; or, tout le monde sait qu'à ce moment le pied droit se fléchit un peu sur la pointe pour se détacher ensuite du sol sous l'action des muscles extenseurs ; juste à ce moment, il ressentit une vive douleur et dut se retenir pour ne pas tomber ; à l'examen, la malléole péronière était absolument intacte et indolore.

Dans l'obs. XXVI, la luxation ancienne pouvait être reproduite à volonté ; et le cavalier qui en était porteur avait remarqué qu'elle se reproduisait surtout lorsqu'il faisait du trot enlevé ; le pied est alors fléchi, posé de l'avant sur l'étrier. Pour la reproduire, il fléchissait le pied au maximum, par exemple, en inclinant fortement la jambe en avant s'il reposait sur le sol. Puis il contractait brusquement ses muscles; et le tendon du long péronier se luxait avec un claquement perceptible à distance ; l'extension suffisait à replacer le tendon ; bien des fois nous avons renouvelé cette expérience et toujours avec le même résultat. Dans l'extension du pied, le déplacement ne se produisait jamais; des positions latérales du pied, c'était l'abduction qui gênait le moins la sortie des tendons hors de la gouttière ; lorsque le pied, quoique fléchi, était mis dans une très forte adduction, la luxation était moins facile.

Nous avons contrôlé ces faits par quelques expériences cadavériques ; nous mettions à nu les corps musculaires des péroniers, et, au moyen d'un cordon très fort, exercions des tractions brusques et violentes dans l'axe des muscles, soit à la fois sur les deux réunis, soit chacun d'eux isolément.

Il est très difficile d'obtenir la luxation ; et, presque toujours, pour y arriver, nous avons été obligé de faire l'incision sous-cutanée de la gaine des tendons, qui ne se déchire pas facilement.

Nous sommes arrivé à luxer une fois les deux tendons, et deux fois celui du long péronier isolément ; le tendon du court péronier ne s'est jamais luxé seul.

Or, dans chacun de ces cas, c'est en mettant le pied en flexion extrême, avant d'exercer les tractions brusques sur les muscles, que nous avons pu réussir la luxation.

Il nous paraît donc démontré que c'est bien la flexion du pied qui permet à la contraction brusque des péroniers de faire sauter les tendons, hors de leur gaine ; les autres positions n'ont aucune influence favorable; par contre, l'extension l'empêche ou la rend très difficile.

L'anatomie pathologique de la luxation des tendons péroniers est traitée en quelques mots par les auteurs qui se sont occupés de la question. La gaine fibreuse est déchirée dans toute sa longueur, et remplie de sang dans les premiers jours ; s'il s'agit d'une luxation ancienne non réduite, les restes de la gaine se sont cicatrisés, rétractés et transformés en une sorte de gangue fibreuse, située derrière la malléole, ressemblant, d'après Kraske, à une production périostique. Le même chirurgien signale en outre l'aspect dépoli des tendons.

Il est un détail cependant, omis par tous, et qui nous semble avoir son importance. Suivant la loi générale des tendons qui glissent dans des coulisses fibreuses, les tendons des péroniers latéraux sont enveloppés par le feuillet tendineux, nous dit-on, par opposition au feuillet pariétal de la synoviale qui tapisse la gaîne fibreuse.

Ce feuillet forme un méso d'abord commun aux deux tendons, ou plutôt qui semble commun, car on peut facilement le séparer en deux ; le méso du long péronier latéral suit le tendon dans presque toute son étendue ; celui du court péronier s'arrête au contraire un peu au-dessous de la bifurcation de la gaine commune et ne pénètre pas dans la gaîne propre au court péronier ; il se termine par un bord inférieur falciforme, ordinairement très accentué.

Ces mésos paraissent assez vasculaires. D'après quelques recherches cadavériques, il nous semble que, dans la luxation totale des tendons, c'est-à-dire lorsque les tendons passent sur la face antérieure-externe de la malléole, les mésos sont toujours déchirés; ils ne ne l'étaient pas, par contre, dans la variété que Demarquay a appelé luxation incomplète, c'est-à-dire lorsque les tendons s'arrêtent sur le bord postérieur de la malléole. Il faudrait donc chercher, dans l'intégrité ou la déchirure des mésos, la raison de l'existence de deux variétés de luxation des tendons péroniers.

Symptômes. — Au moment du traumatisme, les blessés ressentent une vive douleur, que quelques-uns comparent à un éclair de feu, dans la région péronière inférieure ; parfois cette douleur s'accompagne d'un claquement ; et le blessé tombe souvent s'il n'a un point d'appui pour se soutenir ; les mouvements provoquent des exacerbations douloureuses, et, sur le nombre d'observations réunies, 3 ou 4 seulement rapportent que les individus purent se relever, faire quelques pas, ou se rendre à pied soit à leur domicile, soit à l'hôpital. Cette douleur diminue rapidement, surtout si les tendons sont réduits et maintenus en place ; mais elle se reproduit avec le déplacement, comme on le voit dans l'observation de M. Per... A l'inspection, la région est gonflée, ecchymotique ; et les mouvements du pied à peu près impossibles à cause de la douleur.

La palpation indique un gonflement en arrière de la malléole, une douleur le long du bord postérieur du péroné ; mais la malléole, à part son rebord postérieur, est absolument indolente ; sur sa surface on sent un ou deux cordons qui roulent sous le doigt et qui ne sont autre chose que les tendons ; on peut la plupart du temps les replacer en arrière de la malléole, sauf pourtant dans les cas de Robert et de Stafel. Dans la luxation incomplète, les tendons sont sur le bord postérieur de la malléole, et non plus sur sa face externe.

L'examen du squelette fait reconnaître qu'il est intact, sauf dans des cas très rares où une fracture du péroné, ou du calcaneum complique la luxation ; il est bien évident que des lésions à distance, comme un épanchement dans l'articulation du genou, ou une fracture de cuisse entraînent des symptômes, qui leur sont propres et n'ont rien à voir avec ceux de la luxation.

Dans la luxation ancienne et intermittente que nous avons observée, les seuls symptômes étaient la sortie et la rentrée du tendon derrière la malléole, que l'on produisait à volonté ; il n'y avait aucune déviation ou déformation du pied ; et les deux jambes avaient exactement la même circonférence.

Chez notre premier observé, nous avons signalé une déviation en dedans du pied sous l'action des muscles adducteurs, surtout prononcée lorsque le blessé avait marché un certain temps ; lui-même nous faisait remarquer que le bout de son soulier venait heurter la cheville du côté opposé.

Le diagnostic se fait par l'examen à la vue et la palpation surtout ; on ne peut, si l'on y fait attention, confondre cette lésion avec aucune autre. De suite après le traumatisme, l'épanchement considérable voile parfois les tendons et empêche leur palpation ; il suffit de presser légèrement et progressivement avec les doigts pour déprimer les tissus et arriver à reconnaître les plans profonds, osseux, sur lesquels on percevra nettement un cordon mobile, qui ne peut être qu'un tendon.

Le diagnostic avec une synovite chronique est facile, car le gonflement est limité à la gaine, à la région rétro-malléolaire ; et la surface de la malléole, facile à examiner, montre que rien ne la recouvre.

Pronostic. — La plupart des auteurs portent un pronostic assez sérieux au point de vue fonctionnel, lorsque la luxation n'est pas réduite ; cependant, pour Blum et pour Tillaux, le pronostic est bénin ; et les malades ne sont que modérément gênés par ces accidents qu'il est bon, néanmoins, de combattre.

Tellier, dans sa thèse, se range plutôt à l'avis de Mollière, qui trouve que rien ne justifie l'optimisme des auteurs. Notre observation de luxation récidivante tend au contraire à le justifier ; notons cependant que certains mouvements, certains exercices, comme le trot enlevé, étaient nettement gênés ; le pronostic fonctionnel doit donc tenir compte de la profession ; il est évident que la carrière de l'officier, sujet de notre obs. XXIX, aurait pu être défavorablement influencée, si sa luxation avait eu des suites analogues à celles-là.

Traitement. — Avec Tellier, nous distinguerons la luxation récente et la luxation ancienne.

1° Dans la luxation récente, il faut se comporter comme toujours en pareil cas : ramener à sa position normale l'organe déplacé, ici le tendon, et l'y maintenir jusqu'à la guérison anatomique des lésions.

La réduction s'obtient à peu près toujours facilement ; il suffit de presser sur les tendons, en les refoulant en arrière pour leur faire réintégrer leur gouttière ; le cas de Robert, de luxation irréductible, est une exception, dont nous ne saisissons pas nettement la cause. Dans un pareil cas, à l'heure actuelle, il faudrait sans hésitation recourir à la réduction à ciel ouvert, plutôt que d'employer le poinçon proposé par Huguier, poinçon qui devrait être enfoncé en avant sur le tendon et servir à le refouler.

Demarquay conseillait, pour faciliter la réduction, de mettre le pied en flexion, proposition combattue par Jarjavay, qui croyait la flexion plutôt susceptible de créer des difficultés ; nous sommes absolument de cet avis : la réduction est absolument impossible dans la flexion du pied, tandis qu'elle se produit très facilement, et souven spontanément, par l'extension du pied.

Pour maintenir la réduction, Gosselin a préconisé un appareil silicaté, placé après le traumatisme, lorsque le gonflement a disparu ; les tendons sont maintenus par des compresses graduées, placées derrière la malléole et fixées au moyen d'une bande.

Sayre a imaginé un appareil assez compliqué, destiné à immobiliser le pied en position favorable, c'est-à-dire en abduction avec légère flexion. Nous ne le décrirons pas, car nous considérons, au contraire, cette position de flexion comme tout à fait défavorable et contre-indiquée d'une façon absolue. Nous rejetons aussi l'appareil silicaté, qui est trop long à se solidifier, pour donner la préférence à la gouttière plâtrée, appliquée après quelques séances de massage, sitôt que le gonflement rétro-malléolaire a disparu. La gouttière maintient le pied en extension, sans abduction ni adduction, et doit être laissée en place une vingtaine de jours ; lorsqu'on l'enlève, on fait porter au blessé une guêtre orthopédique, qu'il doit garder quelques mois, jusqu'à ce qu'il n'éprouve plus aucune hésitation dans la marche.

2° Dans la luxation ancienne, habituelle, les indications thérapeutiques se tireront des troubles fonctionnels ; s'ils sont nuls ou insignifiants, comme dans notre cas, il n'y a qu'à laisser les choses en état ; si les troubles sont plus accusés, faut-il avoir recours aux différents bandages ou appareils employés par les chirurgiens ?

Beach appliquait les tendons derrière la malléole, au moyen d'une bande et les maintenait par une guêtre de cuir. Hodges avait fait faire une bottine, *ne permettant pas la flexion du pied* ; soulignons ce détail qui montre que cet auteur avait parfaitement reconnu le rôle prépondérant de cette position sur la production ou la reproduction de la luxation ; Broca s'était servi d'un appareil analogue.

Kraske et Allen-Valsham considèrent ces modes de traitement comme illusoires, et nous sommes de leur avis ; il faudrait qu'un appareil exerçât une compression bien forte sur les tendons pour les empêcher de sauter ; la gêne qui en résulterait serait probablement supérieure à celle produite par la luxation. On peut en dire autant d'un appareil, qui, comme celui de Hodges, aurait pour but d'empêcher la reproduction de la luxation, en limitant certains mouvements du pied.

Si la gêne fonctionnelle résultant de la luxation permanente ou récidivante des péroniers est suffisante pour nécessiter un traitement actif, c'est à l'intervention chirurgicale qu'il faut avoir recours.

Les procédés chirurgicaux peuvent être rangés en plusieurs catégories suivant le moyen que vise l'opérateur, pour maintenir les tendons en place.

Première catégorie. — *Création d'adhérences par irritation de la gaine déchirée, après la ténotomie du tendon.* — C'est Daniel

Mollière, qui fit la première intervention chirurgicale dans un cas de ce genre, en 1875. Son idée était de donner toute liberté au tendon par la ténotomie, de supprimer la tendance à la luxation par redressement de la courbure du tendon sous l'influence de la contraction musculaire, et d'irriter suffisamment la gaine pour amener la cicatrisation des parties fibreuses. Introduisant son ténotome au niveau des points de réflexion du tendon sur le cuboïde, il le sectionna, et, en retournant sa lame dans la gaine, il produisit l'irritation qu'il recherchait. Le pied fut ensuite immobilisé, et, au bout de trois mois, la guérison était parfaite, se maintenant encore 5 ans après. Nous ne dirons pas, avec Kraske, que ce procédé était singulier et peu recommandable en 1875. Il est évident qu'aujourd'hui, ce n'est plus à une section sous-cutanée que l'on doit avoir recours, mais à une opération à ciel ouvert.

Deuxième catégorie. — *Procédés ayant pour but d'agrandir ou de reformer la gouttière rétro-malléolaire.*

1° *Procédé d'Albert* (1879). — Ce chirurgien mit à nu les tendons, décolla le périoste, et, au moyen d'un ciseau, creusa dans l'os une gouttière pour loger les tendons, sur lesquels le périoste fut recousu au catgut. Malgré la suppuration, le résultat fut excellent.

2° *Procédé de Kousmine* (1895). — Après une incision cutanée semi-lunaire, Kousmine taille dans la malléole un lambeau osseux en forme de trapèze, dont la base répond à la gouttière malléolaire. Ce lambeau est relevé perpendiculairement à la malléole au-devant des tendons, et fixé ainsi par deux clous de nickel.

Dix-sept jours après, ce chirurgien enleva les clous, et constata qu'une saillie osseuse considérable s'était formée déjà. Les tendons étaient maintenus derrière cet obstacle et un an après le résultat était excellent.

Le seul reproche que nous adressions à ce procédé, c'est de créer une saillie osseuse, une véritable exostose sur la malléole, déjà si superficielle ; si cette saillie osseuse persiste, peut-être pourrait-on voir la peau s'ulcérer sous l'action simultanée de la chaussure et de l'exostose ?

Mais il est probable qu'elle diminue ensuite, et que des liens fibreux se sont formés autour des tendons, sous l'influence du traumatisme opératoire, liens qui retiennent les tendons en place, lorsqu'a disparu ou diminué le mur osseux qui les contenait tout d'abord ; ce dernier n'aurait alors qu'un rôle temporaire, mais néanmoins très important.

En 1890, le professeur Lannelongue a employé un procédé d'autoplastie périostique, qui devait avoir le même but : « créer une butte osseuse, augmenter la saillie malléolaire normale, de façon à maintenir les tendons réduits derrière cette saillie ».

A notre avis, nous le rangerons plutôt dans la catégorie suivante dont le but est :

TROISIÈME CATÉGORIE. — Refaire une nouvelle gaine au moyen d'un lambeau périostique, ou plutôt ostéo-périostique, pris sur la malléole, rabattu et fixé sur la face externe des tendons.

Tous les procédés actuels dérivent de celui employé par Lannelongue.

1° *Procédé de Lannelongue* (1890). — La malléole mise à nu, ce chirurgien, à l'aide de la rugine, détache un lambeau de périoste et de périchondre, de 4 centimètres de haut sur deux de large, dont la base correspond au bord de la gouttière malléolaire.

Ce lambeau est rabattu en arrière, à la façon d'un pli, la face osseuse tournée en dehors, et suturé à la gaine fibreuse qu'on retrouvera dans la gouttière.

2° *Procédé de Kœnig-Kraske* (1895). — La malléole et les tendons sont mis à nu par deux incisions dont l'une circonscrit le péronier et l'autre part du milieu de celle-ci pour s'avancer sur la face externe du calcanéum. Sur la malléole on taille, au ciseau, un lambeau ostéo-périostique de 3 centimètres de long sur 15 millimètres de large et dont la base aboutit à 1 centimètre et demi de la pointe malléolaire. Il est rabattu en arrière et suturé au périoste du calcanéum.

3° *Procédé de Kramer* (1895). — Ce chirurgien suture un lambeau malléolaire identique à celui-ci au bord postérieur de la malléole, après l'avoir retourné sur les tendons.

Allen Valsham ne se servit que du périoste, qu'il fixa de la même manière.

4° *Procédé personnel* (1899). — Nous avons employé un procédé, décrit et figuré par Tellier dans sa thèse, et qui s'inspire des précédents.

Devant la difficulté que nous avons éprouvée à suturer le bord de notre lambeau ostéo-périostique malléolaire au bord postérieur de la malléole, nous avons perforé cette dernière d'avant en arrière et de dehors en dedans, le trajet partant de la surface osseuse avivée et aboutissant vers le bord interne de la gouttière. Un gros catgut, étant passé dans ce trajet, fut ensuite noué sur la face externe du lambeau rabattu sur les péroniers, qui étaient ainsi fort bien maintenus. Un deuxième lambeau, pris sur la face externe du calcanéum, fut rabattu en haut et suturé au lambeau malléolaire, dans le but de compléter la gaine ostéo-périostique. Les parties molles suturées par-dessus, le membre est mis dans un plâtre, le pied en extension.

Dans les deux cas où nous avons employé ce procédé, nous avons eu un excellent résultat. Il n'y a pas à craindre de voir les deux lambeaux s'associer et former une jetée osseuse entre le péroné et le calcanéum ; les éléments osseux se résorbent, et il ne reste que du tissu fibro-périostique, parfaitement apte à la constitution d'une nouvelle gaîne. L'avantage qu'il y a à employer de préférence des lambeaux ostéo-périostiques résulte de leur épaisseur et de leur résistance plus grande, donnant un meilleur point d'appui aux fils qui servent à les maintenir.

Conclusions. — De ce travail, peut-être un peu long, nous tirerons les conclusions suivantes.

1° La luxation des tendons péroniers n'est pas aussi rare qu'on le croit, au moins dans les milieux où l'on se livre aux exercices physiques.

2° La luxation directe n'est pas démontrée ; il s'agit toujours de luxations indirectes à la suite d'une chute, d'un saut, d'un faux mouvement.

3° Au point de vue du mécanisme, le rôle principal revient à la contraction brusque et violente des muscles péroniers, grandement favorisée par la flexion du pied ; les autres positions de ce dernier n'ont aucune importance, sauf l'extension qui rend la luxation difficile ou impossible.

4° Les mésos dont sont pourvus ces tendons semblent également jouer certain rôle. Dans la luxation complète, ils sont toujours rompus ; dans la luxation incomplète de Demarquay, ils sont intacts, et, probablement, empêchent les tendons de franchir le rebord postérieur de la malléole pour se placer sur sa face externe.

5° Le pronostic est des plus variable, lorsque la luxation n'est pas réduite ; dans certains cas, la gêne est peu considérable, tandis que, dans d'autres, les sujets étaient de véritables infirmes.

6° La luxation récente doit être réduite et maintenue par un appareil plâtré qui fixe le pied en extension, pendant une vingtaine de jours. Après on fait porter pendant quelques mois une guêtre orthopédique.

Si la réduction était impossible il faudrait intervenir directement.

7° Dans la luxation ancienne, il ne faut intervenir que si la gêne est suffisante pour légitimer l'opération ; on aura alors recours de préférence aux procédés ostéo-plastiques, qui ont pour but la reconstitution de la gaine des tendons.

INDEX BIBLIOGRAPHIQUE.

MONTEGGIA. — *Institutione Chirurgiche*, t. V, p. 181, 1803.
ROBERT. — *Gazette des Hôpitaux*, p. 389, 1849.
DEMARQUAY. — *Bulletin de Thérapeutique*, p. 21, 1861.
JARJAVAY. — *Gazette hebdomadaire*, p. 387, 1867.
LEGOUEST. — *Gazette des Hôpitaux*, p. 191, 1868.
CH. MARTIN. — *Bulletin de l'Académie de Médecine*, 6 janvier 1874.
BENOIT. — *Bulletin de l'Académie de médecine*, 6 janvier 1874.
GOSSELIN. — *Bulletin de l'Académie de Médecine*, 6 janvier 1874.
BLANCHET. — Thèse de Paris, 1875.
BEACH. — *Boston medical and surgical Journal*, mars 1876.
GUTTIEREZ. — Thèse de Paris, 1877.
GILLET DE GRANDMONT. — *France médicale*, 1878.
DANIEL MOLLIÈRE. — *Lyon médical*, 2 nov., 1879.
MAYDL. — *Allegm. wien. medical Zeitung*, 1882, n° 6.
BALARD D'HERLINVILLE. — Thèse de Paris, 1890.
KRASKE. — *Centralblatt f. Chirurgie*, 15 juin 1895.
KRAMER. — *Centralblatt f. Chirurgie*, 6 juillet 1895.
STAFFEL. — *Centralblatt f. Chirurgie*, 5 nov. 1895.
ALLEN WALSHAM. — *British medical Journal*, 2 nov. 1895.
PERIMOFF. — *Rev. de Chirurgie*, 1896, p. 679.
MUNRO-SMITH. — *British medical Journal*, 15 mai 1897.
KÖNIG. — *Centralblatt für Chirurgie*, 1898, p. 25.
RIESE. — *Centralblatt f. Chirurgie*, 1898, p. 584.
TELLIER. — Thèse de Lyon, 1899.
GAUTHIER. — Thèse de Paris, 1904.

Le Mans. — Imprimerie MONNOYER. — VI-1905.

www.ingramcontent.com/pod-product-compliance
Lightning Source LLC
LaVergne TN
LVHW021527140926
848035LV00047B/1239